KB268002

다이어트 매트 필라테스

발행일	2018년 2월 14일

지은이	최 영 철		
펴낸이	손 형 국		
펴낸곳	(주)북랩		
편집인	선일영	편집	권혁신, 오경진, 최승헌, 최예은
디자인	이현수, 김민하, 한수희, 김윤주	제작	박기성, 황동현, 구성우, 정성배
마케팅	김회란, 박진관, 김한결		
출판등록	2004. 12. 1(제2012-000051호)		
주소	서울시 금천구 가산디지털 1로 168, 우림라이온스밸리 B동 B113, 114호		
홈페이지	www.book.co.kr		
전화번호	(02)2026-5777	팩스	(02)2026-5747

ISBN	979-11-5987-975-3 13510 (종이책)	979-11-5987-976-0 15510 (전자책)

이 도서의 국립중앙도서관 출판예정도서목록(CIP)은 서지정보유통지원시스템 홈페이지(http://seoji.nl.go.kr)와 국가자료공동목록시스템(http://www.nl.go.kr/kolisnet)에서 이용하실 수 있습니다. (CIP제어번호: CIP2018005259)

다이어트 매트 필라테스

최영철 지음

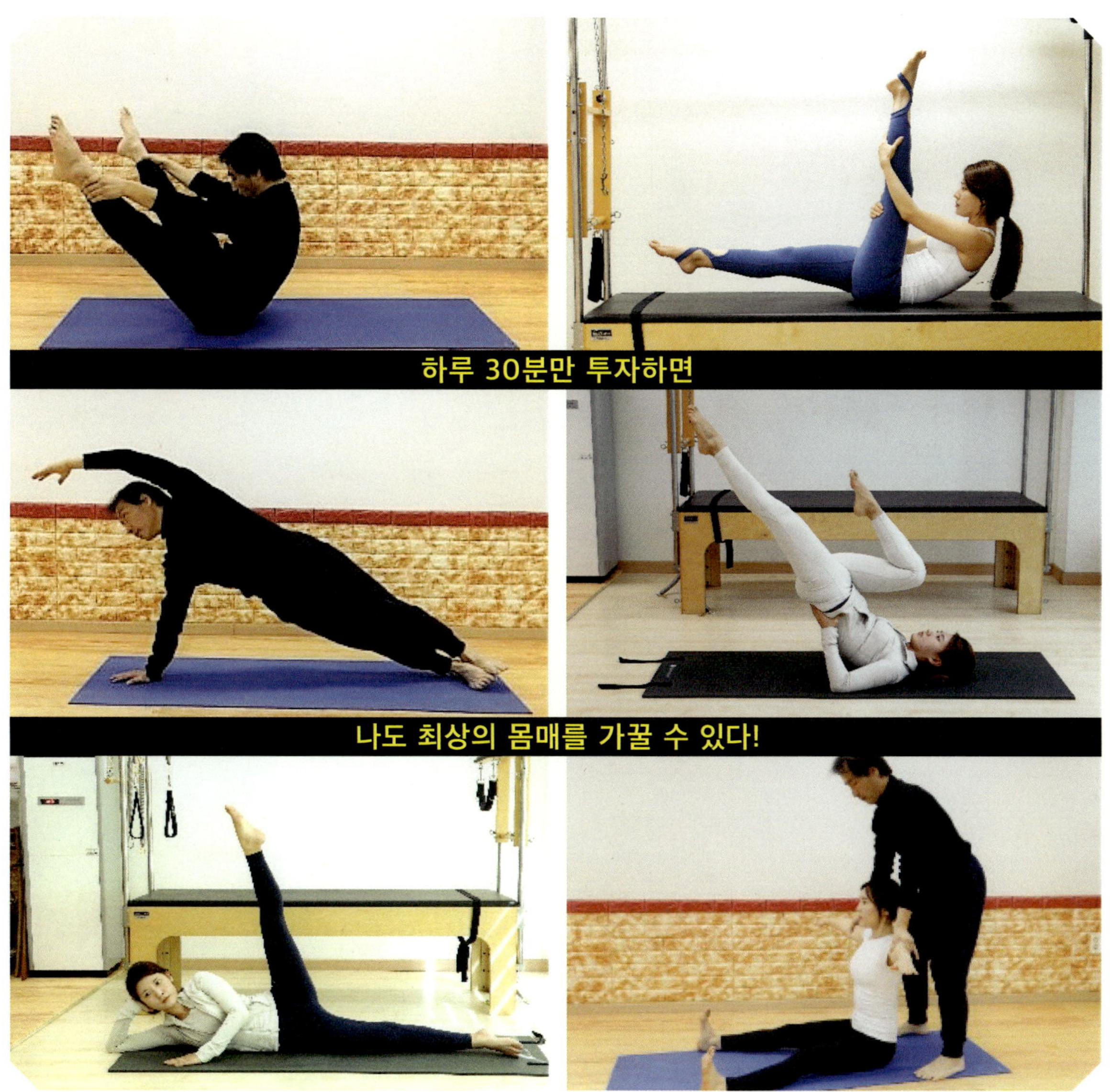

북랩 book Lab

최영철
Yeong Cheol Choi

[출생과 가족 관계]

1966년 7월 26일에 대한민국 서울 연세대 세브란스 병원에서 출생했습니다.

아버지의 성함은 최진호 님이고, 어머니는 최행자 님으로 2남 중 장남(동생 최영훈)입니다.

작고하신 부 최진호는 대구 출신으로 경북고 졸업하고, 민주화운동실천협의회(민가협) 활동을 하셨습니다.

모 최행자는 청주간호학교 졸업을 하고 이전에 간호사로 일했습니다. 동생 최영훈은 개인사업을 하고 있습니다.

[학력]

서울 신천초, 서울 신천중, 경기고를 졸업했습니다. 1985년 경기대(서울 충정로) 경영학과 입학과 중퇴를 했습니다. 1986년 성균관대학교 동양철학과(나중에 중국철학과로 개명) 입학 후에 중국철학과를 졸업했습니다.

[필라테스 경력]

2008년 체형의 틀어짐으로 인한 허리 통증과 허리의 마비로 쓰러진 이후에 인천의 정형외과 운동치료실에서 처음으로 필라테스를 접했습니다. 당시에 운동치료실에서 배운 필라테스의 롤다운롤업과 롤오버는 필자의 허리통증에 아주 유효했습니다. 롤다운롤업과 롤오버는 필라테스의 대표적인 동작으로, 이 책에서 상세하게 소개합니다. 당시에는 한국엔 필라테스를 가르치는 곳이 별로 없었고, 서울 강남 청담동 중심으로 몇 개가 있었습니다. 그 후에 일산에 있는 요가학원에서 요가를 하면서, 필라테스 매트 수련을 했습니다. 당시의 선생님은 폴 스타 매트 지도자 자격을 받으신 선생님이었습니다. 그 후에 서울 강남의 필라테스 학원에서 일대일 레슨을 받았습니다. 그것으로 갈증이 해결되지 않아서, 2011년/2012년에 걸쳐서 한국에서 진행되는 밸런스드 바디 필라테스 지도자 전 과정을 수료했습니다. 이 지도자 교육 과정을 수강하면서, 필라테스기구를 모두 김포의 집에 구입해서 설치하고 연습을 진행했습니다. 그리고 집에서 '포스필라테스'란 이름으로 일대일 레슨을 시작했습니다. 그 후에 주로 일대일이나 도제교육으로 포스필라테스 지도자 교육을 시작했습니다. 당시에 일대일 레슨을 받으러 왔던 모 한의사님의 제안으로, 경기도 고양시 덕양구에서 '건강한 필라테스'란 이름으로 2013년부터 2014년까지 2년간 지도했습니다.

2013년 12월 16일 PMA 필라테스 티처 시험을 독학으로 합격했습니다. 2014년/2015년 미국PMA(필라테스연맹)에서 개최하는 연간 미팅에 참가했습니다. PMA연간 미팅에서 조셉 필라테스의 제자인 로리타 산미구엘의 세미나에 참가한 후에. 그녀가 주최하는 '로리타 필라테스의 전 과정을 졸업했습니다. 2014년/2015년/2016년의 약 3년에 걸쳐서 미국 플로리다 팜비치 가든에 가서 지도를 받았습니다.

2016년 1월경에 김포시 구래동에 '포스필라테스'를 오픈하였습니다. 2016년 말부터 2017년 8월경까지 '로리타 필라테스'를 지도자 교육할 수 있는 '에쥬케이터' 계약을 하고, 한국에서 로리타 필라테스 지도자 교육을 실시했습니다. 그러나 로리타 필라테스 미국본부에서 교재를 제때제때 보내지 않고, 무리한 요구를 하는 등, 한국 실정에 맞지 않는 시스템을 고집하여 중단하였습니다.

겸손한 애기가 아닐 수도 있으나, 필자는 미국 필라테스의 모든 내용을 다 익혔습니다. 그리고 체형교정의 관점에서 더 한 발 나아갔다고 생각합니다. 그동안 서울, 부산, 대구, 광주, 경기도, 제주도. 강원도 등 전국 각지의 체형 교정을 원하는 사람들이 김포에 직접 와서 일대일 레슨을 받았습니다. 현재도 체형 교정 일대일 레슨과 지도자 교육, 필라테스 및 운동건강에 대한 책을 집필하면서 나날을 보내고 있습니다.

[무술관련]

초등학교 시절에 서울 마포 아현동에서 태권도(청도관)를 수련했습니다. 신천중학교, 경기고등학교시절 에는 학교에서 대한검도수련을 했고, 성균관대에서는 1학년 때까지 검도부에 있었습니다. 방학 때는 성수동의 대한검도도장에 다녔습니다. 또한 고등학교 시절 성수동 한화체육관에서 당랑권을 2년간 수련했습니다. 어린 시절부터 무술을 좋아해서, 길을 가다가도 무술도장간판을 보면 들어가보는 취미가 있었습니다. 그 후에 합기도, 해동검도, 유도, 극진가라데, 의권, 거합도 등 다양한 무술을 수련했습니다. 1997년에 경기도 안산에서 무술도장을 오픈했습니다. 그후에 경기도 광주, 서울 둔촌동에서 도장을 운영하고 무술을 지도했습니다. 1999년부터 2013년경까지 일 년에 한두 번 정도 일본에 가서, 스포츠찬바라, 대동류 합기유술 등을 수련했습니다. 이 과정에서 일본의 무술기술 중 하나인 '합기'를 터득했습니다. 2013년경부터 합기 및 발경을 수련하는 '합기연구회' 수련회를 만들고, 서울남부터미널역, 신촌역 등지에서 지도했습니다.

현재는 무술을 일대일로 지도하고 있습니다.

[사회경력]

대학졸업 후에는 보험영업을 했습니다. 그 후에 동양화재의 영업소장을 하기도 했습니다. 서울 중계동에 있었던 학림학원의 논술강사를 하다가. 유레카 논술학원으로 옮겼습니다. 그 후에 인천 목민논술학원의 주주이며, 이사, 부원장을 했습니다.

[저서]

- 『포스필라테스교재』1, 2, 3권
- 『포스필라테스 해부학』
- 『심화교재』
- 『필라테스학 리포머레벨 1』 (좋은땅 출판사)
- 『PMA필라테스』 (좋은땅 출판사)
- 『최영철식 고관절 교정법』 (바른북스)
- 『다이어트매트필라테스』 (북랩)
- 『체형교정기구필라테스』1, 2, 3권 (북랩)

최영철은 이 책을 만들기 위해 각별한 노력을 하였습니다. 저자의 허락 없이 여기에 담긴 어떠한 내용도 출처를 밝히지 않고 언급해서는 안 됩니다. 최영철은 독자가 이 교재에 담긴 동작을 연습하는데. 사고가 나거나 부상을 입는 것에 대한 어떠한 책임도 없습니다. 몸에 문제가 있는 사람은 여기에 나온 동작을 연습하기 전에 반드시 관련 의사의 상담을 받아야 합니다.

[모델]

최영철 [포스필라테스대표]
포스필라테스지도자들

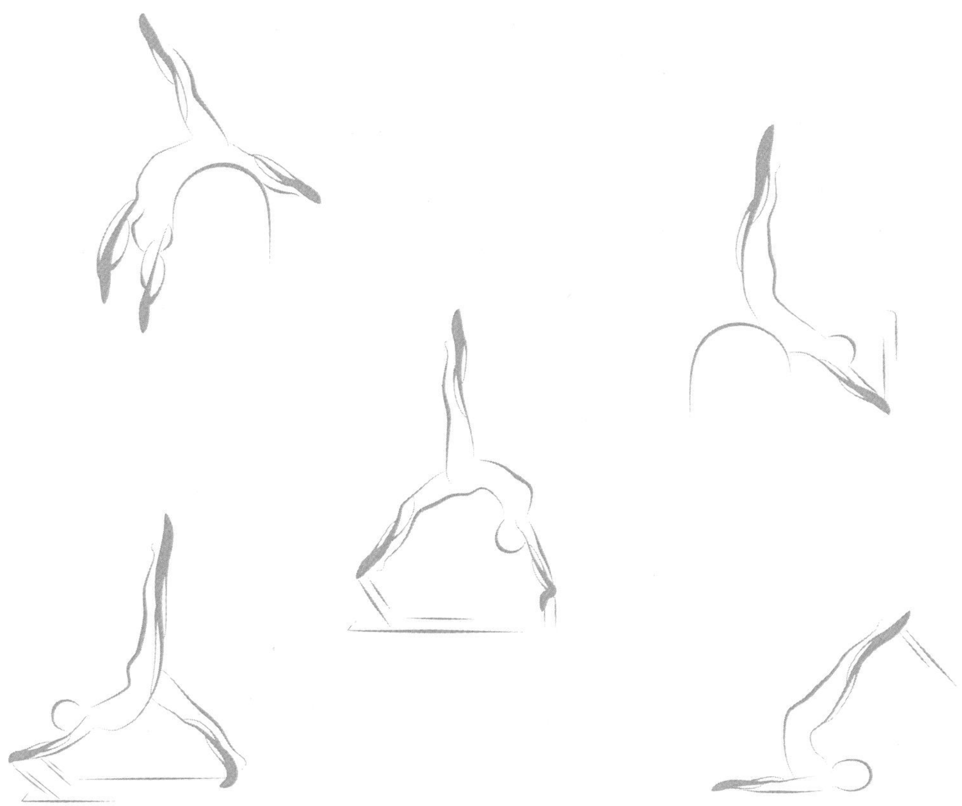

다이어트, 체중감량, 멋진 몸매는 여성들이나 비만한 남성들이 항상 꿈꾸는 것이다. 그러나 사실 이것을 이루기는 쉽지 않다. 그래서 큰 노력 없이 다이어트에 성공할 수 있다는 수많은 약, 시술, 수술, 운동법들이 성행하고 있다. 그리고 저마다의 주장을 한다. 필자는 이 책에서 필라테스는 다이어트에 좋다는 식의 광고가 아니라, 실제로 다이어트라는 목적을 위해서 필라테스 동작을 어떻게 해야 하는지를 상세하게 설명할 것이다. 이 책의 특징은 다음과 같다.

1. 매트 필라테스만으로 구성

원래 필라테스는 기구와 매트의 종합적인 엑서사이즈이다. 그러나 아직도 일반인이 기구 필라테스를 접하기에는 비용이 부담되거나, 제대로 된 강사를 만나기가 어렵다. 그러므로 이 책에서는 가정에서 맨몸으로 할 수 있는 매트 필라테스를 소개하였다. 이 매트동작들은 기구에서도 할 수 있기 때문에 이 책을 통해 정확하게 익힌다면, 기구에서도 비슷한 동작을 더 쉽게 할 수 있게 될 것이다.

2. 남녀 모두 적용 가능

비만 문제를 해결하고, 멋진 몸매를 가지고 싶은 것은 여성만이 아니라 남성도 마찬가지이다. 여성뿐 아니라. 남성들도 이 책에 나온 동작들을 꾸준히 하루 30분 이상 수련하면, 많은 효과를 누릴 것이다.

3. 강사의 교재로도 활용

이 책은 다이어트를 목적으로 지도하는 강사의 교재로도 그 역할을 충분히 한다. 정통 필라테스의 동작을 다이어트란 목적으로 체계화시켜 놓았기 때문에 일선에서 가르칠 때, 사전처럼 필요한 부위에 대한 운동만을 선택해서 지도할 수 있다.

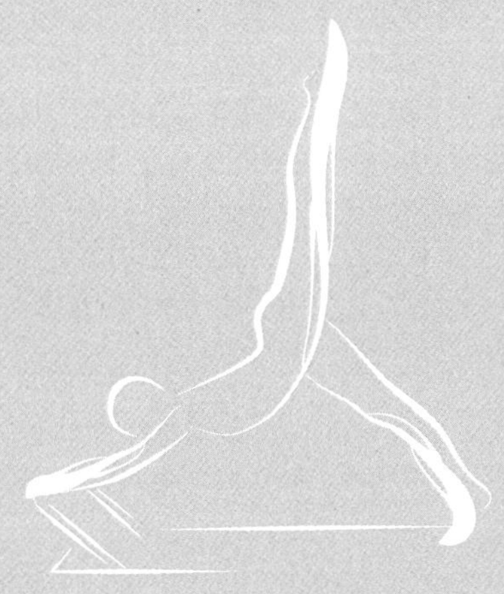

필라테스 다이어트 이해하기

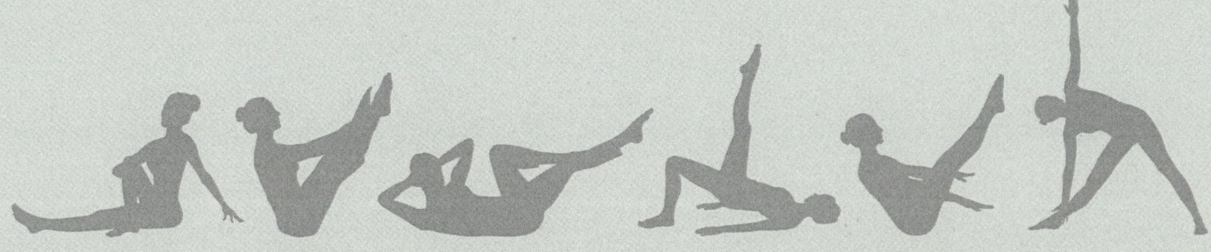

01. 필라테스와 다이어트

필라테스는 독일인 조셉 필라테스(Joseph H. Pilates : 1880~1967)가 만든 것으로 그 목적은 심신을 단련하는 것이다. 직접적으로 여성의 체중감량을 목적으로 하는 체조는 아니었다. 그러나 필라테스 운동법은 건강 체조로 연습을 성실하게 행하면, 체중감량과 몸매 개선에 좋다는 것이 증명되었다. 그래서 오늘날 현대인들은 필라테스를 다이어트체조의 한 방법으로 연습하게 되었다. 미국 정통 필라테스는 동작을 연속 반복해서 하는 특징을 가지고 있다. 하지만 많은 사람들이 동작을 할 때 실수를 하는 것은 충분한 효과가 나타나도록 각각의 동작에 충분한 반복을 하는 것이 아니라, 저강도로 적은 횟수를 하고, 다음 동작으로 넘어가는 경향이 있다. 이렇게 하면, 충분하게 신체부위를 자극하기 어렵고, 지방을 분해하기엔 부족하다. 그러므로 다이어트를 목적으로 한 필라테스 연습은 각각의 구분동작을 많이 반복해야 한다. 다이어트, 체중감량, 멋진 몸매는 여성들이나 비만한 남성들이 항상 꿈꾸는 것이다. 그러나 사실 이것을 이루기는 쉽지 않다. 그래서 큰 노력 없이 다이어트에 성공할 수 있다는 수많은 약, 시술, 수술, 운동법들이 성행하고 있다. 하지만 노력 없이 체중을 감량을 했을 때 그 효과는 오래 가지 못한다. 건강한 다이어트의 관점에서는 반드시 식단 관리를 하며 조급한 마음을 버리고 꾸준히 운동을 해야 한다.

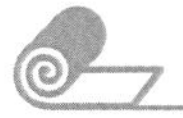

02. 필라테스 다이어트의 원칙

필라테스는 지켜야 할 원칙들이 있다. 아래의 원칙을 지킬 때 효과를 제대로 발휘할 수 있다.

[운동원칙]

1. 체형 교정과 동시에 진행하거나, 먼저 체형 교정을 한 다음에 다이어트를 한다. 근골격계의 통증이 있는 상태에서의 다이어트는 문제를 더 악화시킬 수 있다. 또한 체형이 틀어져 있는 상태에서는 효과적인 다이어트 운동을 하기가 힘들다.

   * 체형 교정은 필자의 다른 책 『체형 교정 기구 필라테스』 1권/2권/3권 참조

2. 신체 전체의 관점에서 운동을 진행해야 한다. 특정 부위만의 운동은 문제를 일으킬 수 있다. 예를 들면 대둔근* 운동만을 하게 되면 요통이 생길 수 있으므로, 바스트* 업 운동을 동시에 해야, 신체 앞뒤의 균형이 맞추어져서 요통이 안 생긴다. 그러므로, 특정 부위만을 해서는 안 된다. 그런데 많은 여성들이 상체 운동을 소홀히 하는 경향이 많다. 신체는 모두 연결되어 있다.

   *대둔근: 엉덩이 근육 *바스트: 가슴

3. 유산소 운동을 하려면 저강도로 20분 이상 행한다.

4. 벌크업*을 하려면 운동강도를 높여 1세트에 10회, 총 3세트를 기본으로 진행한다.

   *벌크업: 근육의 사이즈를 크게 키우는 것

5. 스트레스 관리를 잘해야 한다. 수시로 명상을 통해 스트레스에 초연한 상태를 만들도록 노력한다.

6. 엘리베이터와 자동차 사용을 줄이고 계단을 이용하여 더 걸으며 평상시보다 생활 속에서의 움직임을 더 많이 행한다.

7.   항상 체중을 적절하게 하는 습관을 형성한다.

8. 서서, 뒤집어서, 옆으로 누워서 등의 다양한 신체 포지션으로 행한다.

9. 필라테스 스트레칭을 할 때 근육의 기시점*과 종지점*을 서로 반대 방향으로 늘린다.

   *기시점: 근육의 시작 부분 *종지점: 근육의 끝부분

10. 신체에 가해지는 중력을 낮은 강도에서 점점 높은 강도로 올린다.

11. 이 책에 있는 동작들 중에서 어떠한 한 가지 동작을 할 때에는 최소한 10분 이상씩 지
    속해야 한다.

12. 집 또는 헬스장에서의 런닝머신이나 사이클보다는 가급적 야외에서 맑은 공기를 마시
    며 걷고 달리고, 필라테스 동작을 행한다.

13. 마라톤대회. 걷기대회 참여 등, 신체활동을 더욱 많이 한다.

[식생활 원칙]

1. 평상시에 저칼로리 고단백의 음식을 주로 섭취하도록 한다. 피자, 햄버거 콜라와 같은
    음식은 자제하고 칼로리가 낮은 영양식을 먹는다.

2. 물을 조금씩 자주 마신다.

3. 아침을 조금이라도 먹는다.

4. 저녁 늦은 시간에는 음식을 먹지 않는다. 허기가 질 때는 우유나 땅콩을 먹는다.

5. 견과류를 적당량 섭취한다.

6. 닭고기나 생선류를 즐긴다.

7. 과식을 유발할 수 있는 뷔페 출입을 자제한다. 샐러드바는 사실, 샐러드는 부식이고 주
    식은 고칼로리 음식을 과도하게 섭취할 가능성이 높기 때문에 출입을 자제한다.

8. 샐러드를 먹을 때는 가급적 저칼로리 드레싱을 선택하여 곁들인다.

9. 설탕 섭취는 자제하고 꿀이나 조청으로 대체한다.

10. 술과 가공식품을 줄이고 자연식품을 먹는다.

11. 트랜스 지방이 많이 들어간 튀긴 음식, 볶은 음식의 섭취를 줄인다.

12. 자신 주변의 식당들 중 가급적 저칼로리 고단백 영양식의 식단을 제공하는 음식점을

조사한다.

13. 1일 5회로 정도로 나누어 음식을 조금씩 자주 먹는다. 신체가 음식이 곧 들어온다는 것을 기억해야 체내에 지방을 쌓지 않게 된다. 지방이 쌓이는 것은 음식이 들어오지 않을 때를 대비해서 에너지를 축적하는 것이다.

[생활 속 원칙]

1. 다이어트에 대한 동기부여를 강화해야 한다. SNS에 자신의 수영복사진을 올리는 것은 용기가 필요하나, 그것을 반복하면 스스로에게 동기부여가 된다.

2. 원활한 지방분해를 위해서는 잠을 충분히 자야 한다.

3. 남녀 모두 충분한 수면과 바른 움직임의 리듬을 지키며 생활하게 된다면 각각의 여성, 남성 호르몬의 영향을 받아 지방 분해의 효과도 얻을 수 있게 된다.

4. 하지만 과도한 다이어트는 건강을 해칠 수 있다. 지방도 우리 신체를 만드는 중요한 요소이다.

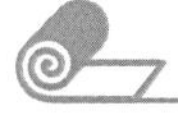

03. 부위별 운동 주의사항

필라테스는 동작을 할 때 고립적으로 부위별 근육만을 강화하는 것이 아니라, 신체 전체의 관점에서 코어*를 중심으로 강화하는 것이다. 예를 들어, 피트니스에서의 식스팩 운동은, 복부의 복직근만 집중해서 하는 근육별 고립운동이지만 필라테스의 복직근 운동은 복횡근 및 다른 근육의 협조를 통해 동작을 진행하기 때문에 신체 전체 발달의 조화를 이루며 진행하는 특징이 있다.

그러나 오늘날의 다이어트 운동은 피트니스에 의한 다이어트가 대중화되었고, 많은 사람들이 피트니스적 부위강화에 초점을 맞추고 있다. 그리하여 필자는 이 책을 통해 최대한 필라테스 본연의 동작을 훼손하지 않으면서, 일반 사람들이 원하는 부위별 운동 동작으로 편성하였다. 그러나 대부분의 동작들은 특정 부위만을 강화시키는 것이 아니라, 기본적으로 코어를 포함한 다른 부위도 함께 운동이 된다는 것을 이해하고 동작을 연습해야 한다. 즉 필라테스에는 코어 운동이 따로 있는 것이 아니라 모든 동작이 다 코어 운동이다.

*코어: 신체의 중심, 파워하우스라고도 한다

실전 운동

01. 기본 동작

1) 호흡

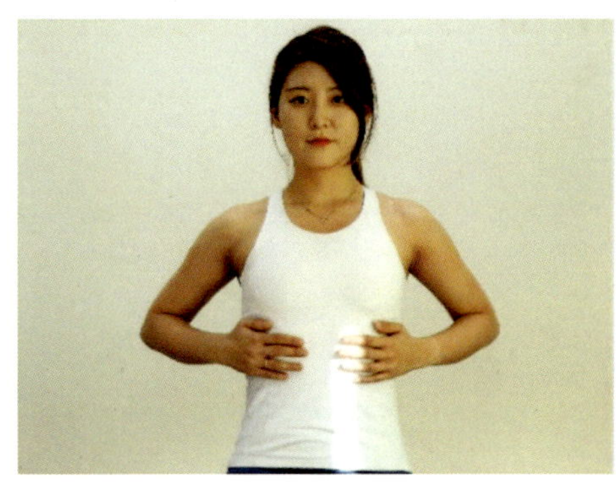 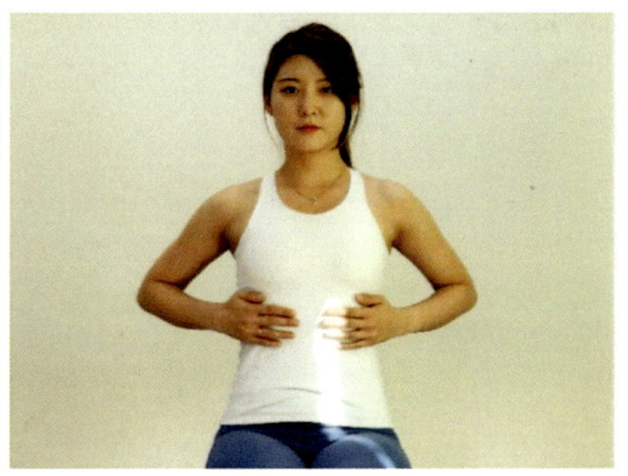

필라테스의 갈비뼈 호흡은 횡격막*을 사용하면서도, 복횡근을 조이고 있어서 복부 지방의 분해를 촉진하고, 슬림한 라인을 만들어주는 데 좋다. 숨을 마실 때는 갈비뼈의 옆과 뒤를 확장하면서 마신다. 내쉴 때는 복부 전체를 축소시키면서 내쉰다. 이때 척추, 특히 요추*는 움직이지 않게 한다. 이것을 반복 연습하고 모든 동작을 행할 때 이 호흡을 한다.

*횡경막: 흉강과 복강을 나누는 근육성의 막, 폐 아래에 위치하여 호흡할 때 사용
*요추: 척추의 아래, 선골의 위에 있는 5개의 뼈

2) 배꼽 넣기

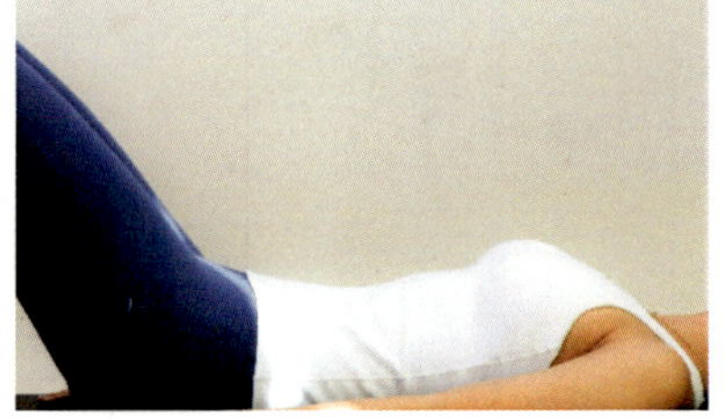

코어의 근육을 사용하는 것의 기본은 복횡근 수축이다. 복횡근을 수축하는 것은 배꼽을 척추 쪽으로 밀어 넣는 것이다. 숨을 마시고 내쉬면서 배꼽을 집

어넣는다. 마실 때는 앞의 갈비뼈 호흡의 마시기를 한다. 숙달되면, 배꼽을 집어넣은 채, 마시는 연습을 한다. 점점 배를 넣고 있는 시간을 늘린다.

3) 다리 정렬

두 번째 발가락과 무릎 중앙, 고관절* 또는 ASIS*를 일치시킨다.

*고관절: 다리 위 뼈와 골반 뼈가 만나는 관절
*ASIS: 전상장골극, 골반의 튀어나온 뼈 부분

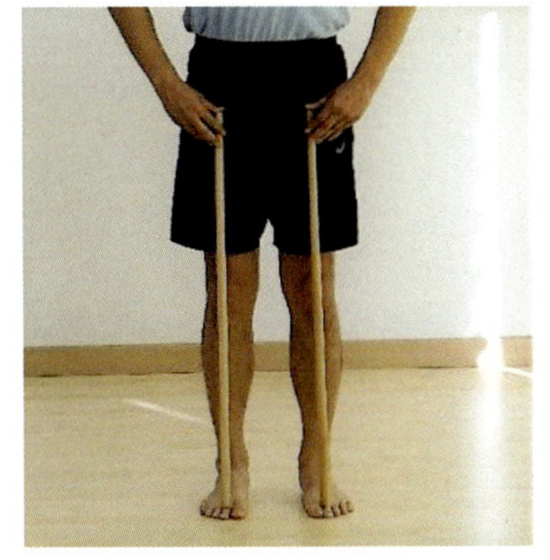

4) 골반 중립

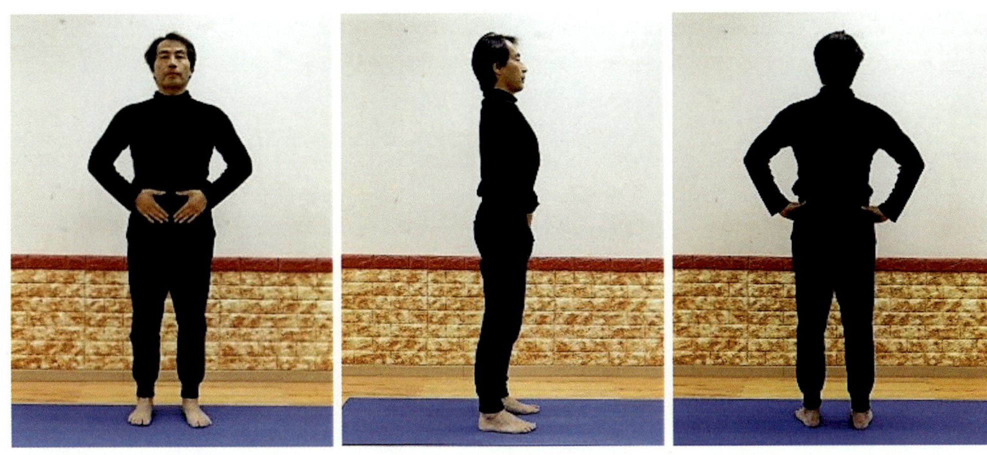

골반이 한쪽이 상승하거나, 좌우로 치우치지 않도록 한다.

5) 척추 중립과 늘리기

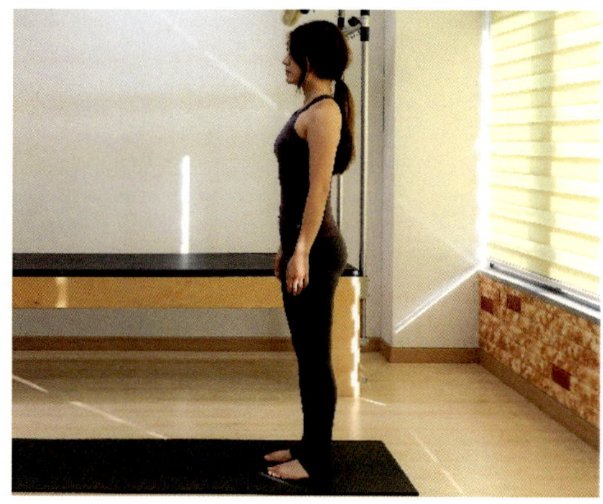

척추를 사진과 같이 바른 배열을 유지하며 전체적으로 신체의 중심선을 따라서 늘린다.

6) 골반 기저근

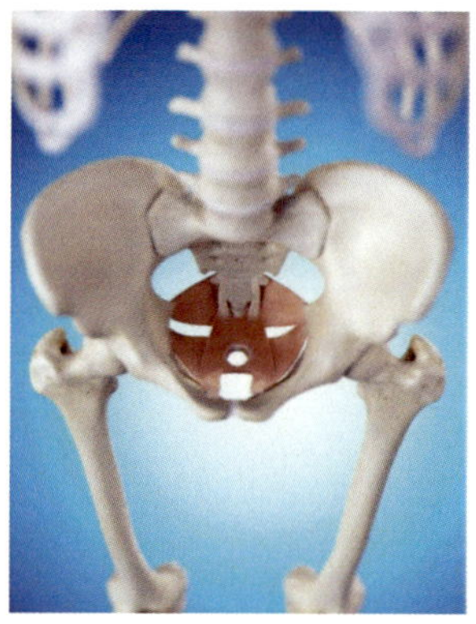

숨을 마시고 내쉴 때 골반 기저근을 수축하고 동작을 진행한다

7) 팔의 정렬

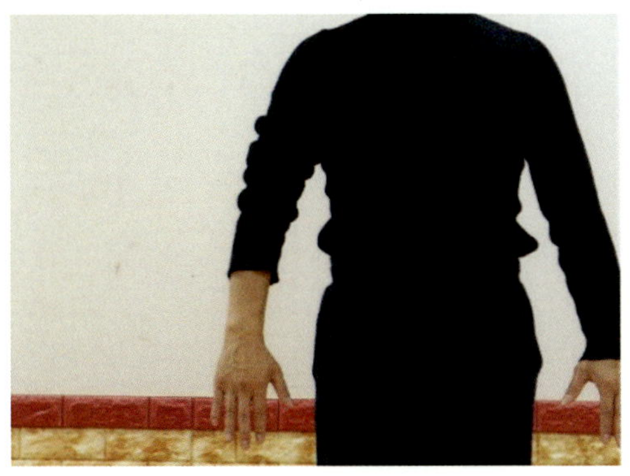

어깨, 팔꿈치, 손목, 세 번째 손가락의 정렬을 유지하고 한다. 특히 손목의 중앙에서 세 번째 손가락을 일치시킨다.

8) 상체의 정렬

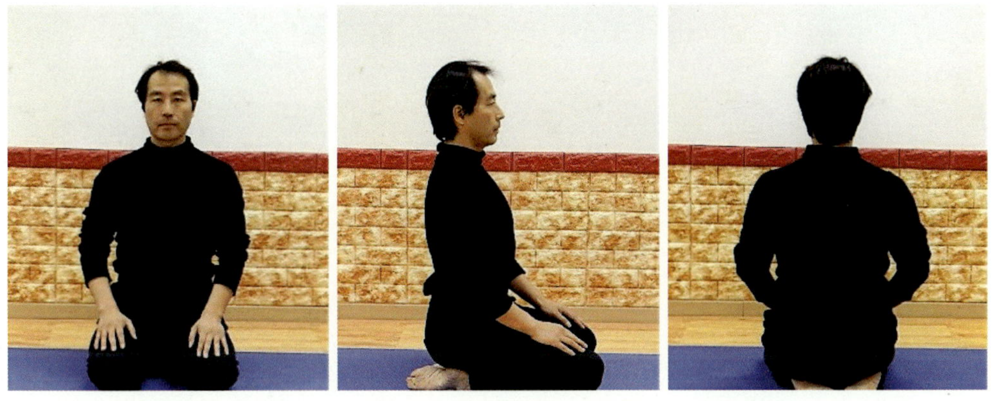

목과 상체가 어느 한쪽으로 치우치지 않도록 가운데를 유지하고 행한다.

02. 스트레칭

스트레칭을 할 때에는, 하고자 하는 근육의 모양과 기시점*, 종지점*을 정확히 이해하고, 천천히 부드럽게 늘린다. 여기서 부드럽게 늘리는 것은 신장반사가 일어나지 않도록 늘리는 것을 말한다. 근육을 갑자기 확 늘리면, 다시 원위치로 돌아가서 짧아지려는 현상을 신장반사라고 한다. 즉 반동을 주어서 근육을 늘리게 되면, 근육은 늘어나는 것이 아니라 더 짧아지려고 한다. 그러므로 반동을 주지 말고 천천히 늘리고 20초 이상 유지해서 신장반사가 일어나지 않도록 한다.

*기시점: 근육의 시작 부분 *종지점: 근육의 끝부분

1) 발가락

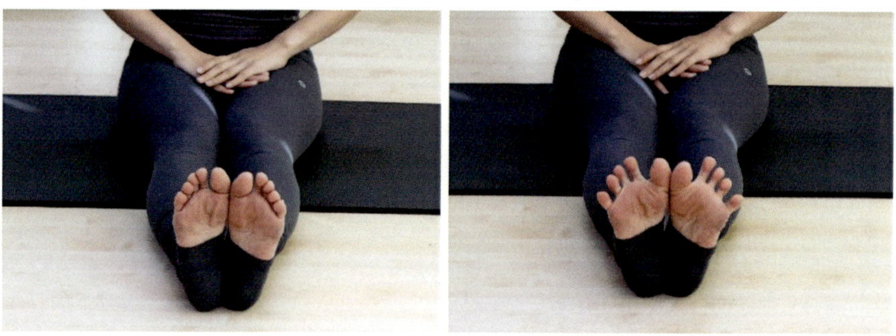

모아져 있던 10개의 발가락을 균등하게 옆으로 벌린다. 평소에 사용하지 않았기 때문에 잘 벌려지지 않을 수 있다. 그러나 연습을 하면 균등하게 벌어지게 된다.

2) 발바닥

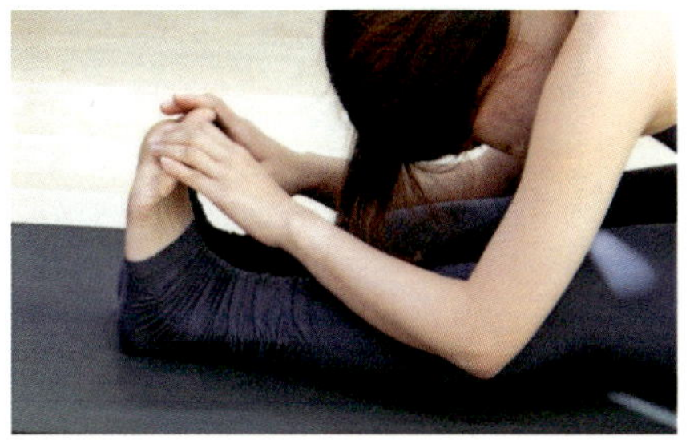

부드럽게 손으로 발의 앞꿈치를 잡아서 발바닥 전체를 늘린다.

3) 발등

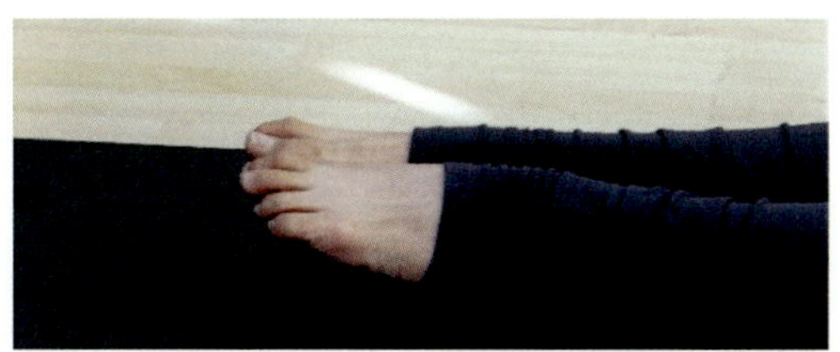

발목을 앞으로 구부린 상태에서 천천히 발목을 앞으로 편다. 이때 발가락을 구부리지 않고, 발등이 쭉 펴지도록 한다.

4) 종아리

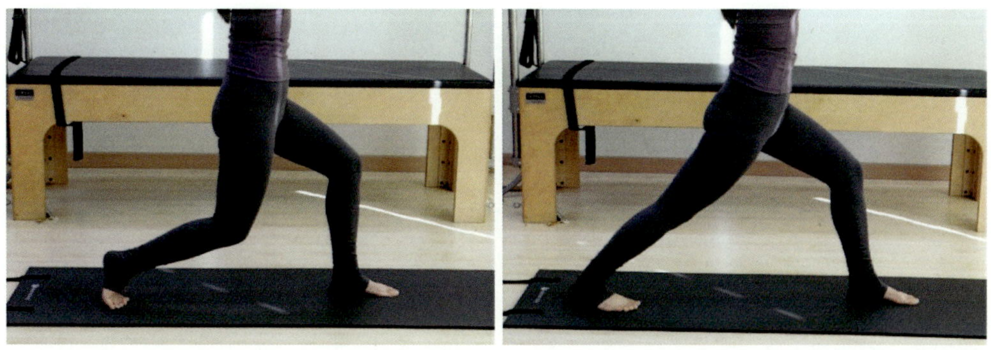

사진과 같이 런지 자세에서 천천히 일어나며 종아리 근육을 늘린다.

5) 종아리 바깥 부분

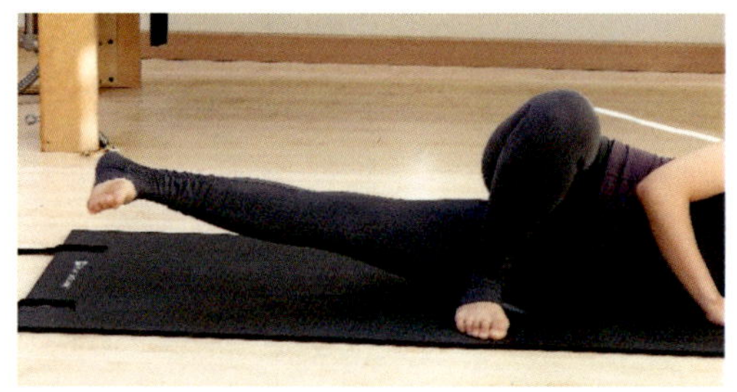

발목을 안쪽으로 구부려서 종아리 바깥 부분을 늘려준다.

6) 대퇴사두근

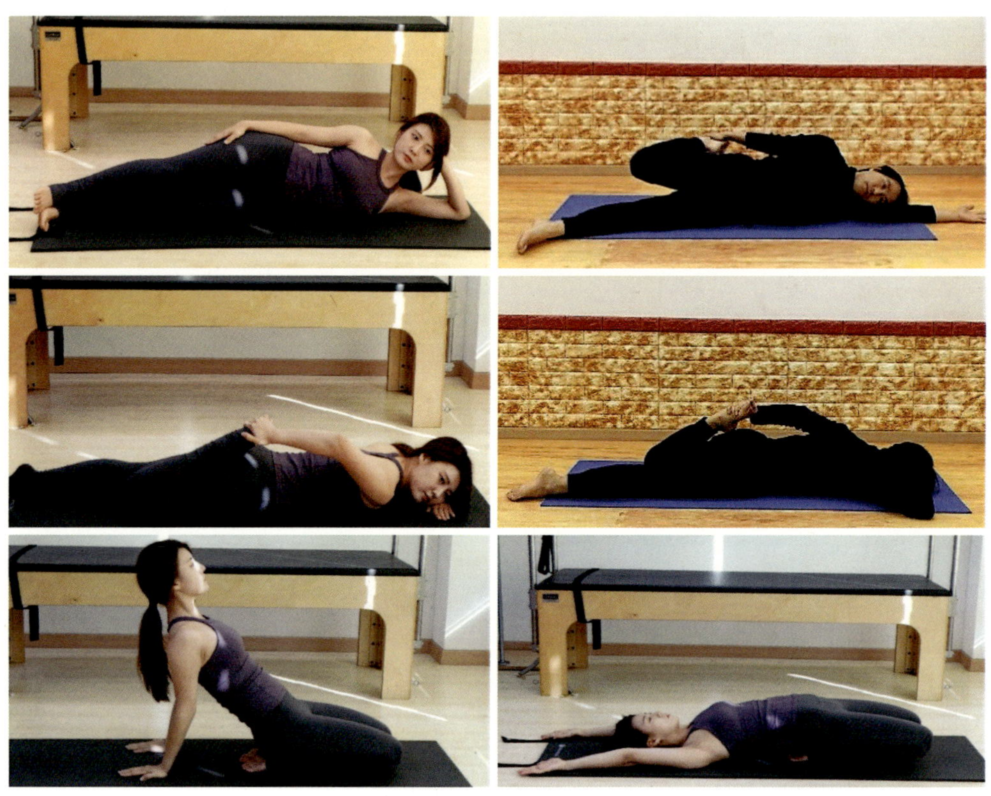

허벅지 앞쪽 근육을 늘리는 여러 가지 방법이다.

7) 햄스트링

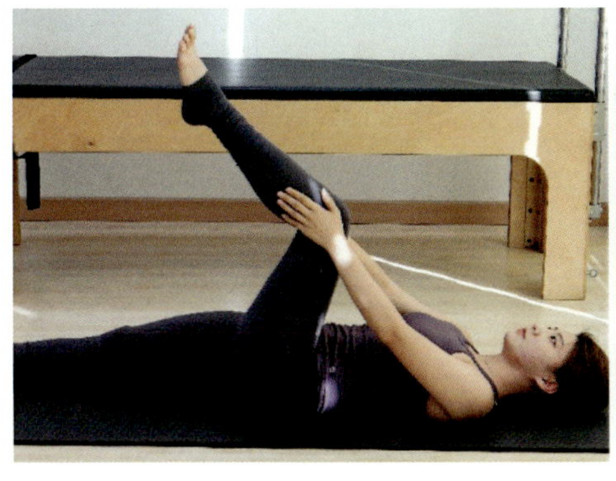 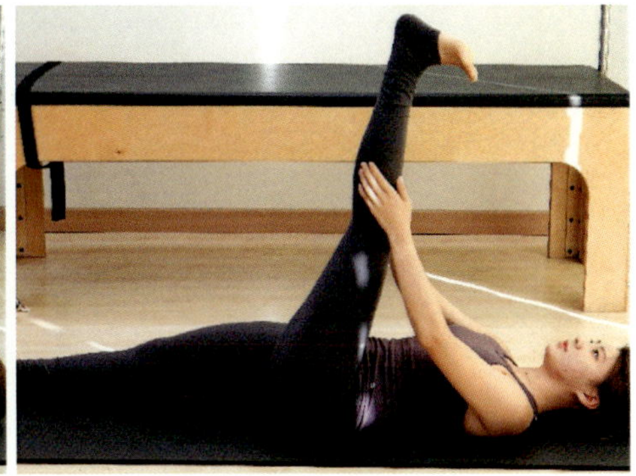

무릎을 구부렸다가 다리를 편다.

8) 중둔근

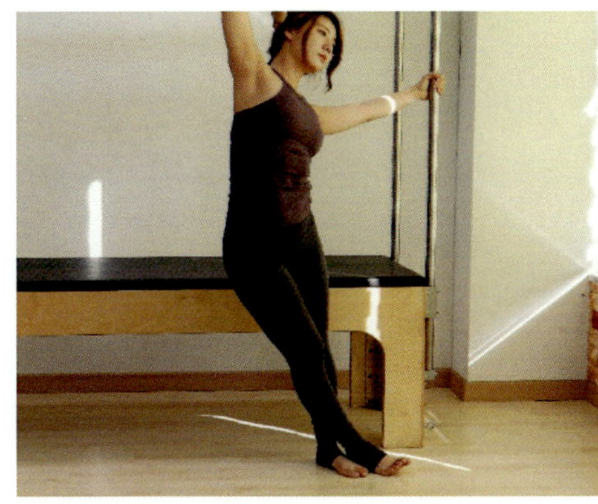 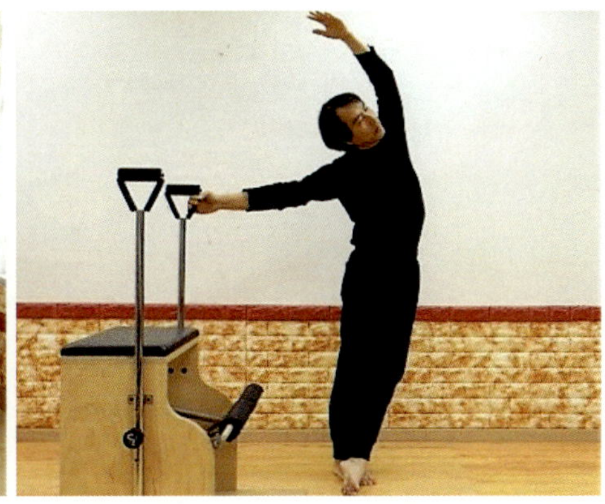

중둔근이란, 골반 옆의 근육을 말한다. 사진에서는 필라테스 캐딜락이나 체어의 봉을 잡고
있지만 일상에서는 고정된 봉 등을 잡고 할 수 있다.

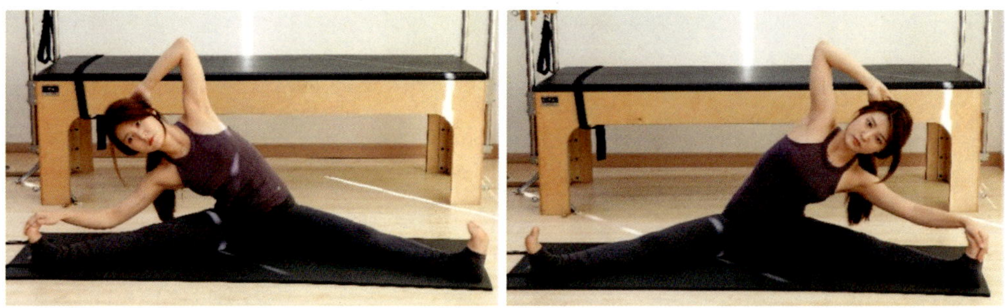

보통 다리 찢기라고 하며, 오른쪽으로 몸통을 기울일 때는 왼쪽 허벅지 안쪽 근육이 스트레칭되고. 왼쪽으로 몸통을 기울일 때는 오른쪽 허벅지 안쪽 근육이 스트레칭된다.

10) 대둔근

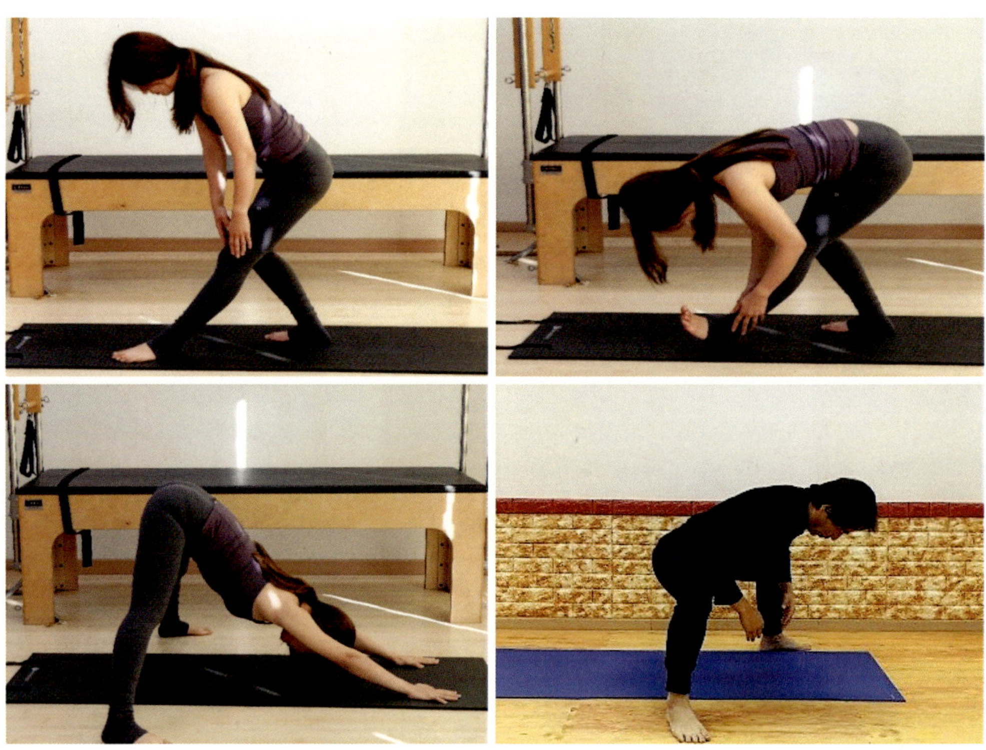

엉덩이 근육이다. 의자에 오랫동안 앉아있는 사람은 이 근육이 타이트해진다.

11) 이상근

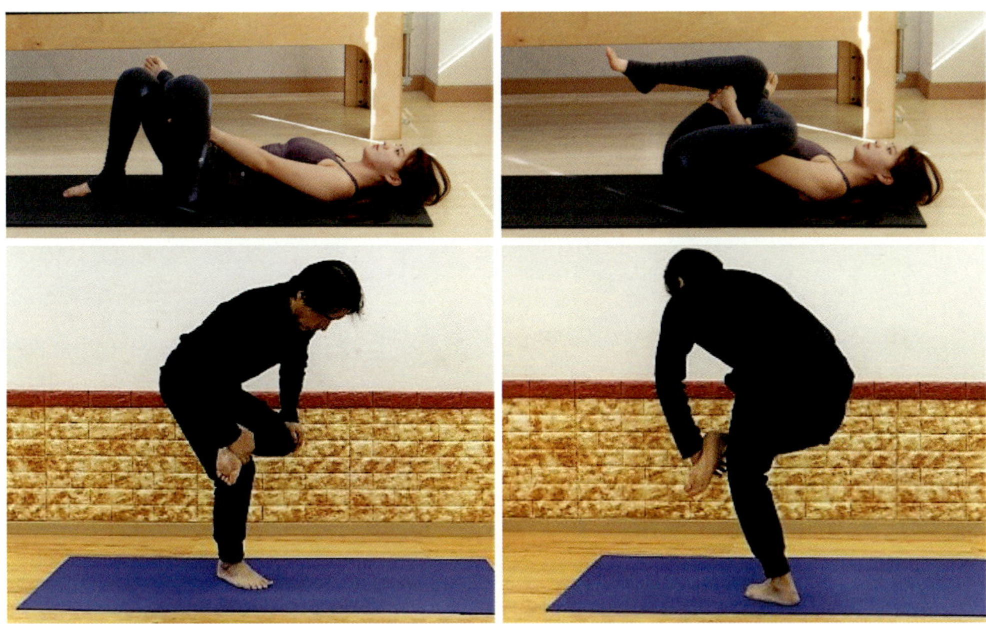

이상근이란 엉덩이 안쪽에 있는 근육으로, 오랫동안 가부좌(아빠 다리) 자세로 앉아있으면 타이트해진다. 사진과 같은 모양을 취하고 다리를 당길 때. 사진에서는 왼쪽 이상근이 스트레칭된다. 선 상태에서 다리를 다른 다리에 올리고, 천천히 앉는다. 이상근이 늘어나게 된다.

12) 장요근

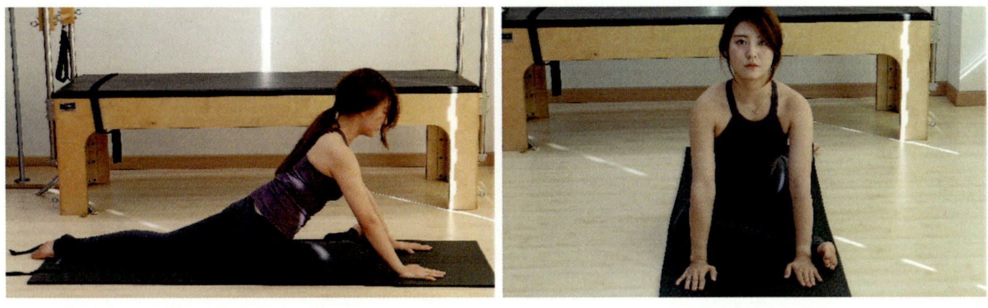

몸통과 앞다리가 평행을 이룰 때 장요근이 잘 스트레칭된다.

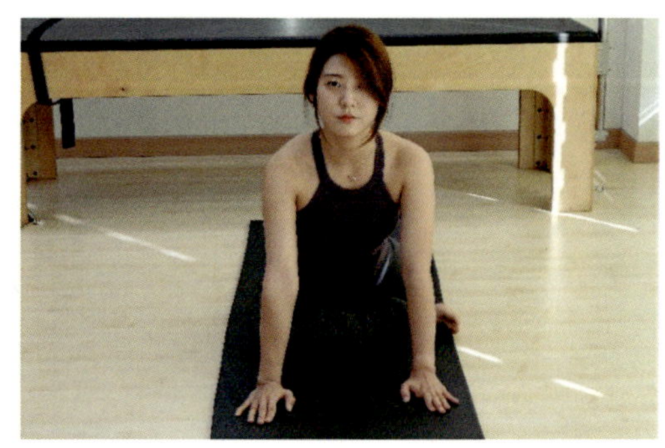

위와 같이 앞의 다리를 몸통으로 가까이 하면 장요근이 잘 스트레칭되지 않는다.

13) 복직근

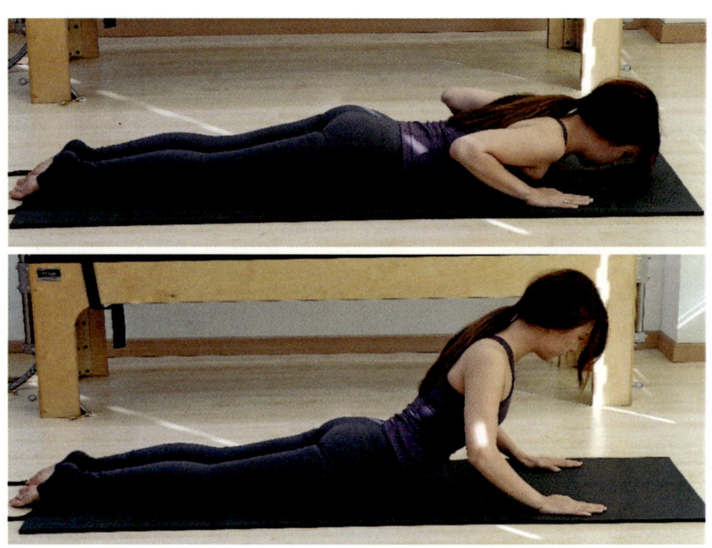

복직근은 흔히 식스팩이라고 알고 있는 근육을 말한다. 사람들이 식스팩이 보이도록 하기 위해서는 근육수축 운동만이 필요하다고 생각하는 경향이 있으나 복직근의 과도한 수축은 신체 발란스에 좋지 않다. 수축된 복직근을 스트레칭해주어야 비로소 건강한 근육을 가질 수 있다.

14) 복사근

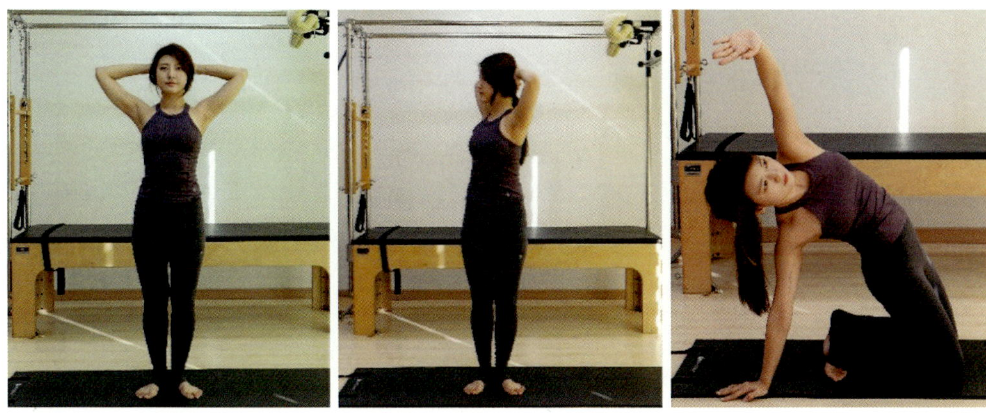

몸을 정면으로 한 자세에서 천천히 오른쪽으로 회전한다. 왼 복사근이 늘어난다. 다음은
세 번째 사진처럼 오른손은 뒷면을 지지하고 왼손을 하늘로 올린다. 왼 복사근이 늘어난
다. 반대로 행한다.

15) 요방형근

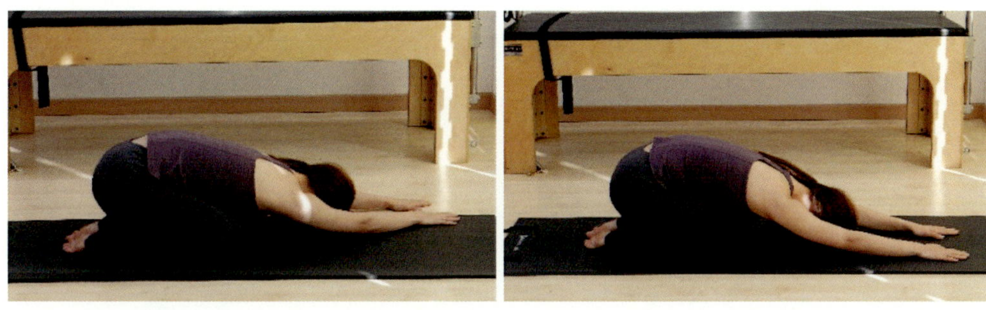

허리 뒤의 근육으로 이것을 스트레칭한다.

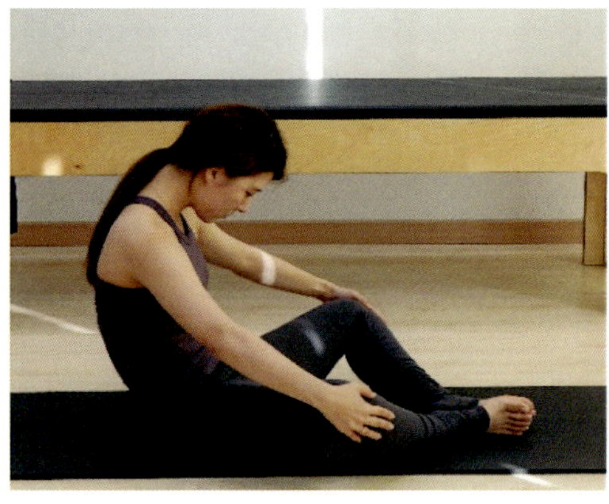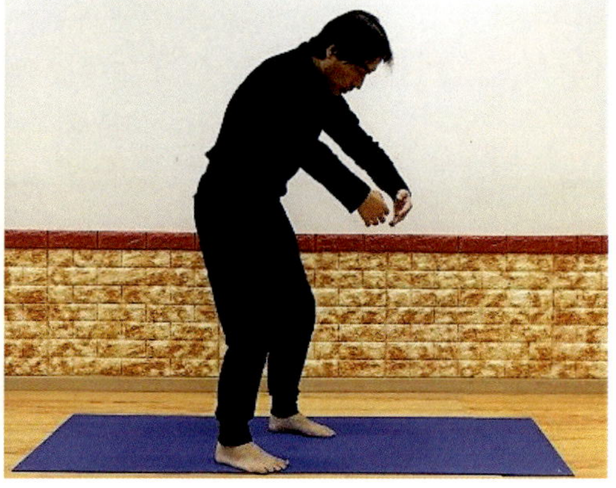

목 뒤부터 아래로 등뼈(흉추)에 이르기까지 길게 내려오며, 옆으로는 어깨뼈(견갑골)까지 걸쳐 있는 길고 얇은 근육으로 어깨뼈를 움직이고 팔을 지탱하는 근육이다. 스트레스를 받으면 이 근육이 수축한다.

17) 대흉근

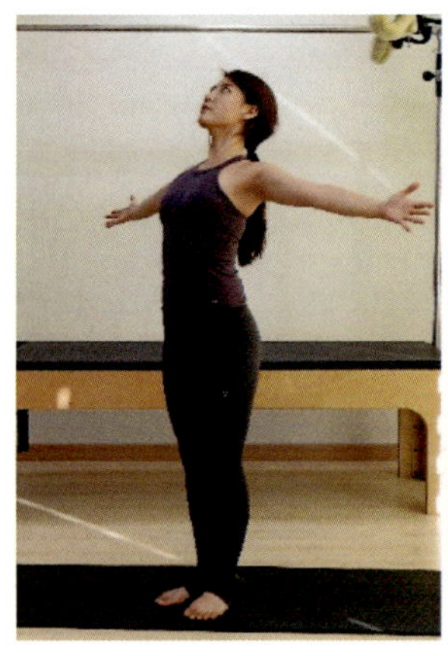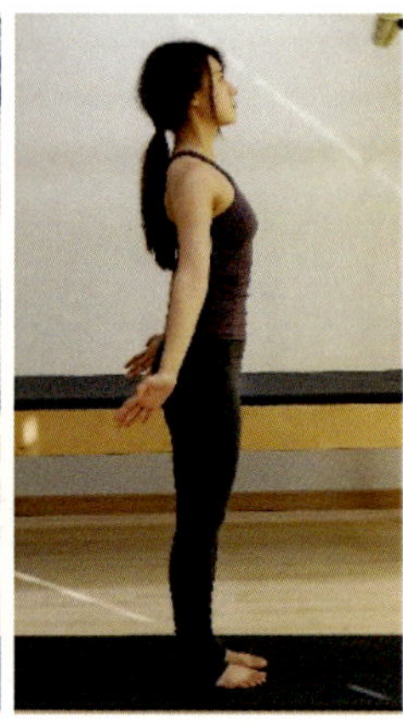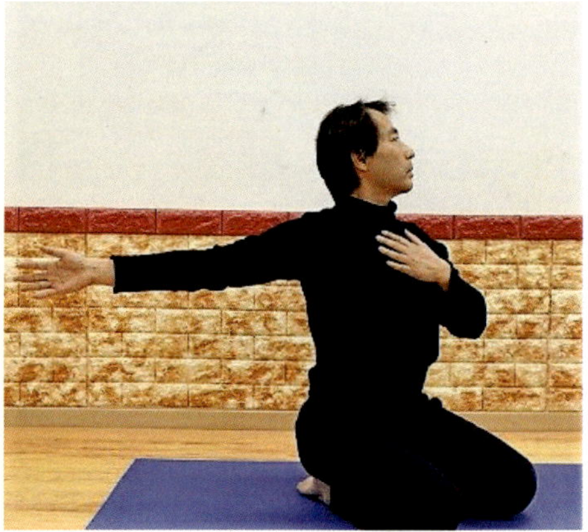

가슴에 있는 대흉근을 쭉 편다. 오른쪽 사진: 대흉근 한쪽 펴기, 한 손으로는 대흉근(가슴)의 중앙을 잡고, 오른팔을 옆으로 뒤로 민다. 오른 대흉근이 늘어난다.

18) 사각근

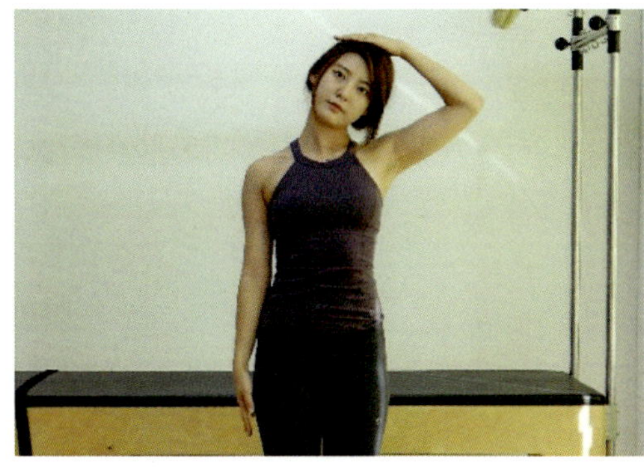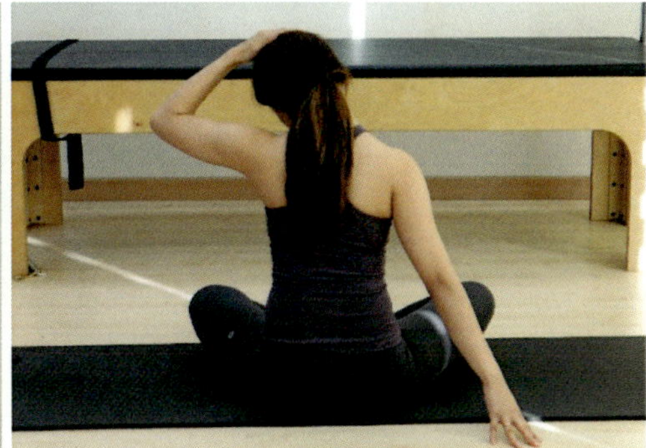

목 옆의 근육을 말하며, 목을 한쪽으로 기울이는 근육이다.

19) 능형근

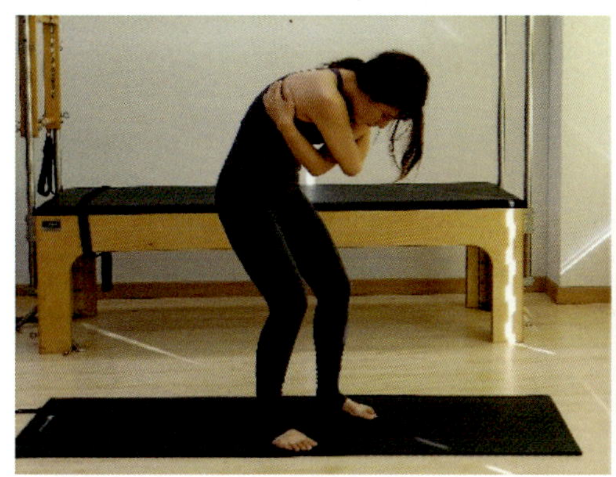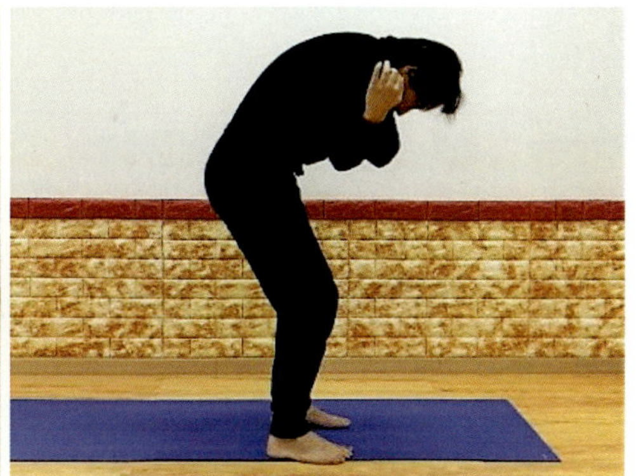

두 개의 견갑골 사이에 있는 근육으로, 견갑골을 뒤로 당기는 근육이다. 어깨를 좁게 하고
다니는 사람들은 이 근육이 항상 뭉쳐져 있다. 근육이 뭉쳐져 있다는 것은 보통 이상으로
짧아져 있다는 것이다. 이 근육을 스트레칭할 때에는 마치 포옹을 하듯이 팔을 서로 교차
해서 자신을 끌어안는다.

20) 이두근

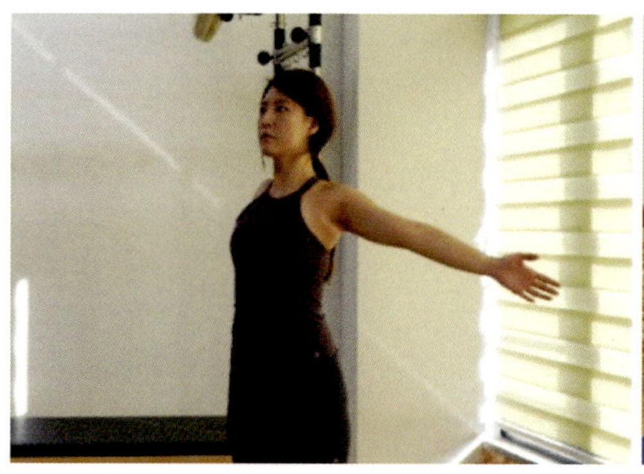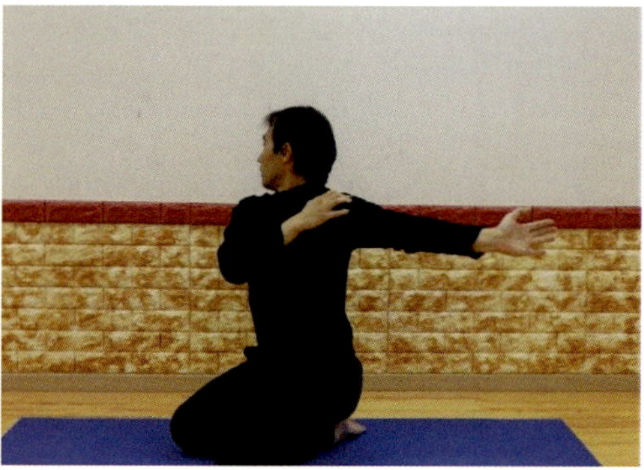

위 팔 안쪽에 위치한 근육으로 봉이나 벽의 모서리를 잡고 근육을 늘린다. 또는 어깨를 잡고 팔을 옆으로, 뒤로 늘려서 스트레칭한다.

21) 삼두근

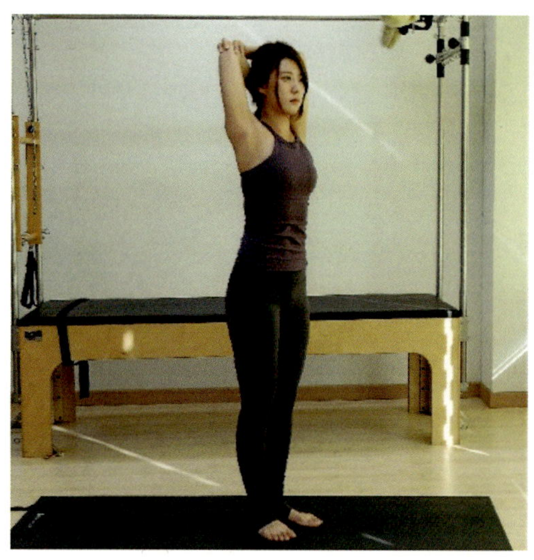

삼두근은 위 팔 바깥쪽에 위치한 근육이다. 한 손으로 반대쪽 팔꿈치를 잡아서 머리 뒤로 천천히 당긴다.

22) 전완근

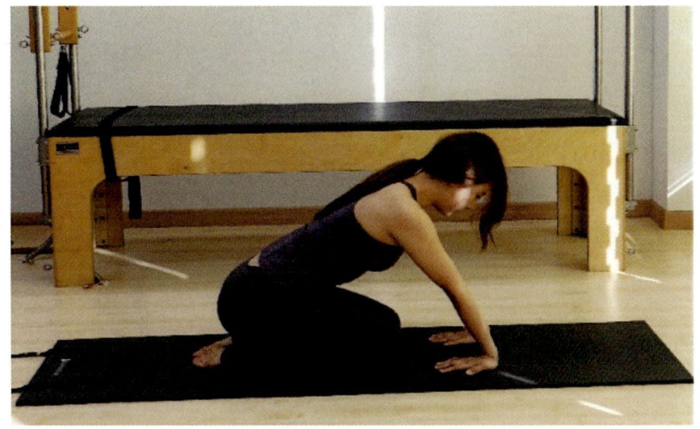

컴퓨터나 스마트폰을 자주 사용하다 보면 아래 팔 안쪽 근육인 전완근이 타이트해진다. 손바닥을 바닥에 거꾸로 놓은 뒤 천천히 눌러 근육을 늘린다.

23) 손가락

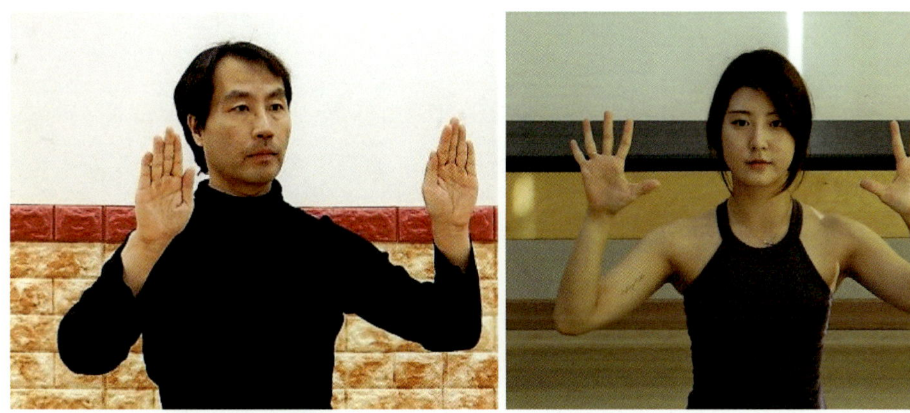

손가락을 모은 상태에서 세 번째 손가락을 기준으로 하여 고정한 뒤 엄지와 검지 그리고 약지와 새끼손가락을 균등하게 벌린다.

03. 복부

복부 운동은 복횡근, 복직근, 복사근 등을 조화롭게 발달시키는 것이다. 복사근에 중점을 둔 동작은 다음 장 '옆구리'를 통해 깊이 들어가려 한다. 먼저 복횡근 수축과 복직근 강화에 대해서 연습하기 전에 알아 두어야 할 점은 날씬한 복부는 이 책의 복부 필라테스 동작과 동시에 유산소 운동 그리고 식단 관리를 통해 지방을 분해해야 한다는 점이다.

복횡근

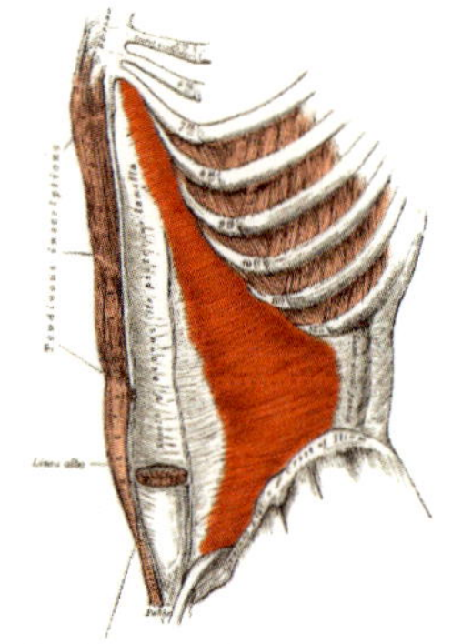

복횡근은 복부의 가장 안쪽에 위치하고 있는 근육으로 수평으로 가로지르는 모양을 띠고 있다. 잘록한 허리 라인의 핵심은 복횡근 수축에 있다. 복횡근 운동을 할 때 가장 중요하게 생각해야 할 점은 배꼽을 척추 쪽으로 깊이 집어 넣는다는 느낌으로 복강[복부의 부피]을 축소시키는 것이다. 그러므로 이 책의 모든 동작을 할 때에는 복횡근을 수축하여 코어를 안정한 후 진행한다.

출처: 구글 위키

복직근

흔히 식스팩이라고 하는 이 근육은 복횡근 위쪽에 상하로 길게 뻗어있는 근육이다. 그림의 복직근을 정확히 이해한 뒤, 복부 운동 시 이곳에 자극이 확실히 가도록 집중하도록 한다.

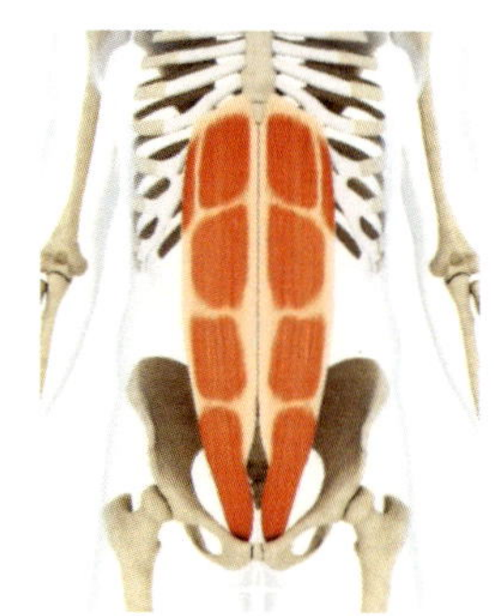

1) 헌드레드

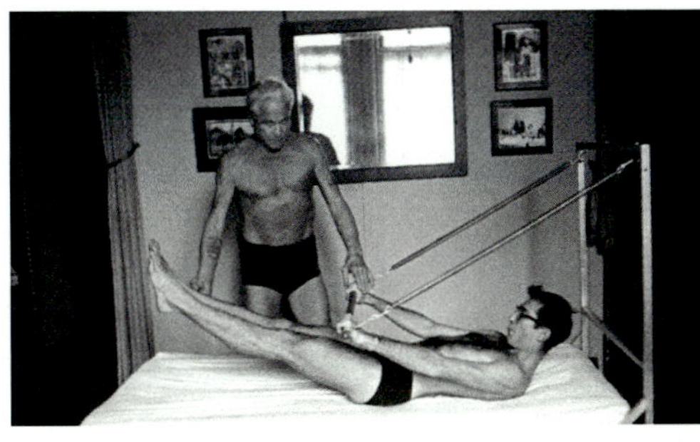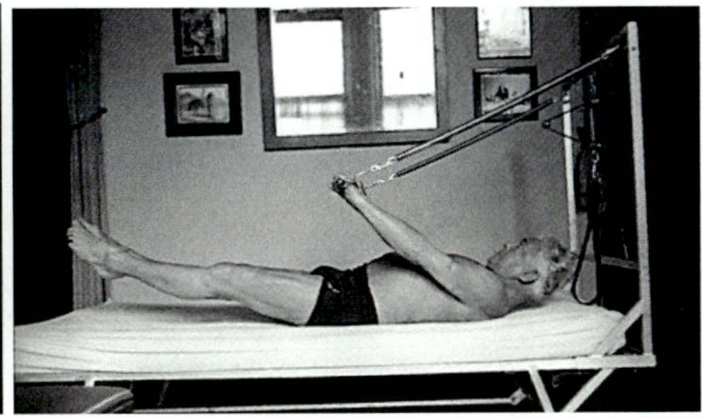

조셉 필라테스는 자신의 운동법을 콘트롤로지라고 불렀고, 제일 처음에 가르치는 동작이 헌드레드였다고 한다. 호흡은 짧게 다섯 번 마시고 짧게 다섯 번 내쉰다. 횟수는 10회부터 100회까지 점진적으로 횟수를 늘린다.

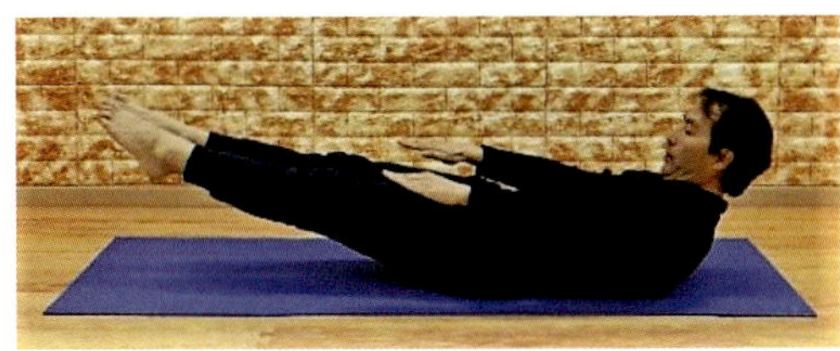
1

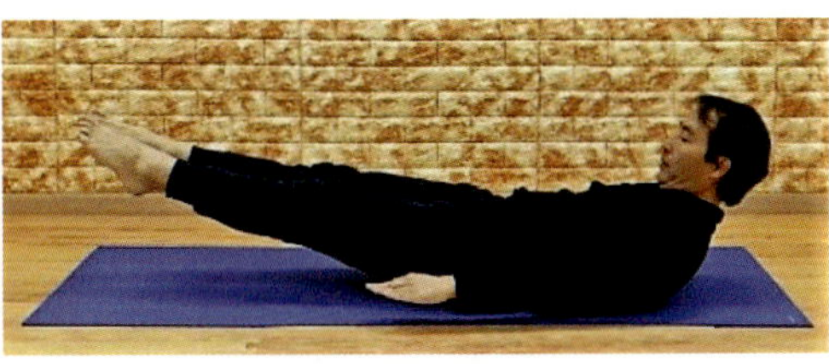
2

[동작 순서]

① 호흡을 마시고 준비. 머리, 목, 어깨를 매트에서 들어올린다. 골반을 바라본다. 다리를 약 45도 방향으로 경사지게 뻗는다.

② 마시고 팔을 위아래(약 12센티미터 정도)로 움직인다. 5회
내쉬고 팔을 위아래로 움직인다. 5회

[부수적 효과]

① 빠른 호흡에 의한 신체의 워밍업(신체를 따뜻하게)

② 호흡을 컨트롤하는 능력을 향상한다.

③ 신체 전체의 통합과 리듬감의 유지를 배운다.

④ 겨드랑이 림프절의 순환을 돕는다.

[주의 사항]

① 어깨 외에 다른 신체는 움직이지 않는다.

② 턱 아래에 공간을 유지하고 어깨에서부터 손끝까지 팔이 막대기처럼 하나로 연결되어 있는 것처럼 위아래로 움직인다.

③ 배꼽이 요추 쪽으로 무겁게 가라앉아서 떠오르지 않는다.

④ 목의 힘으로 일어나는 것이 아니라 복부의 힘으로 일어난다.

⑤ 골다공증 또는 허리나 목의 문제가 있는 사람은 금한다.

[변형 동작]

①

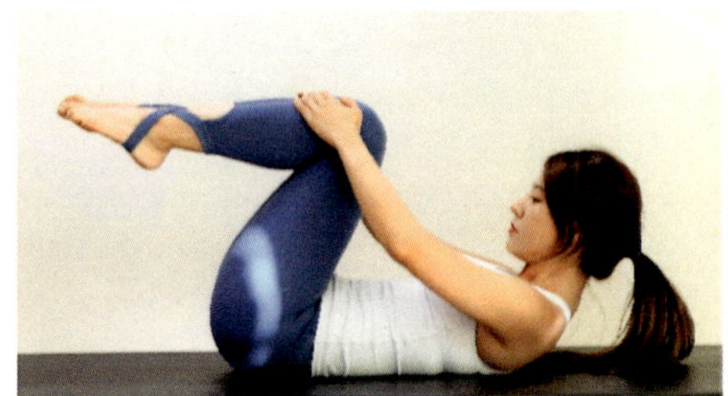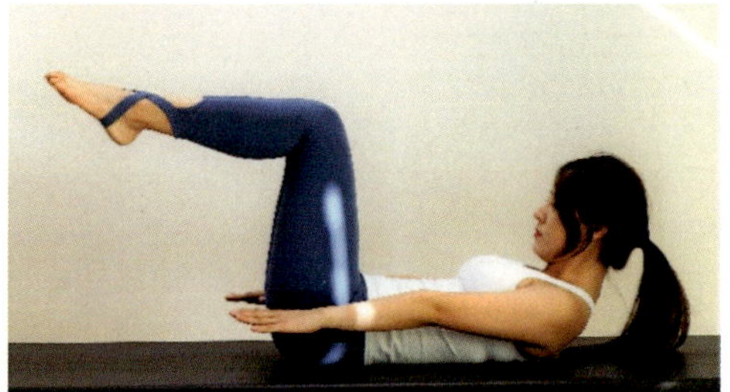

초보자는 먼저 무릎을 구부린 후 발바닥에 대고 하거나 위의 사진처럼 다리를 테이블탑(가상의 책상 위에 다리를 올려놓은 형태)으로 해서 시작한다. 다음에 점점 다리의 형태를 다르게 하여 복부에 가해지는 무게를 달리한다.

②

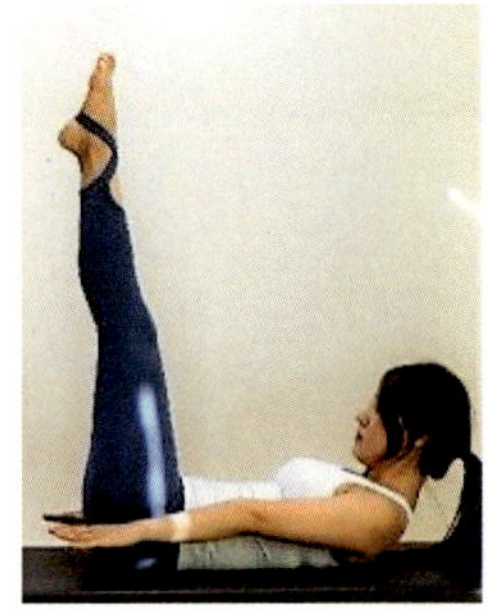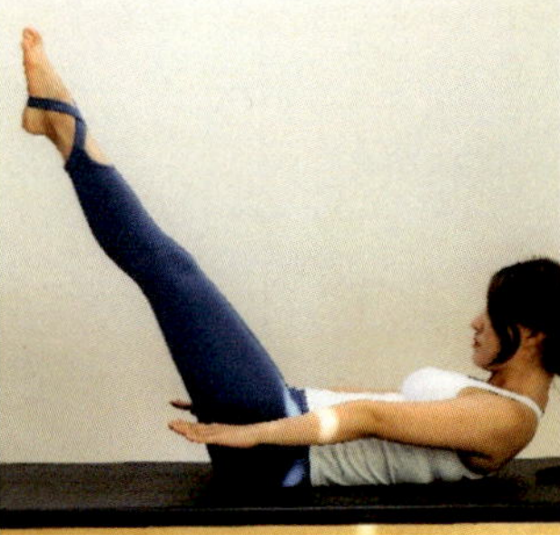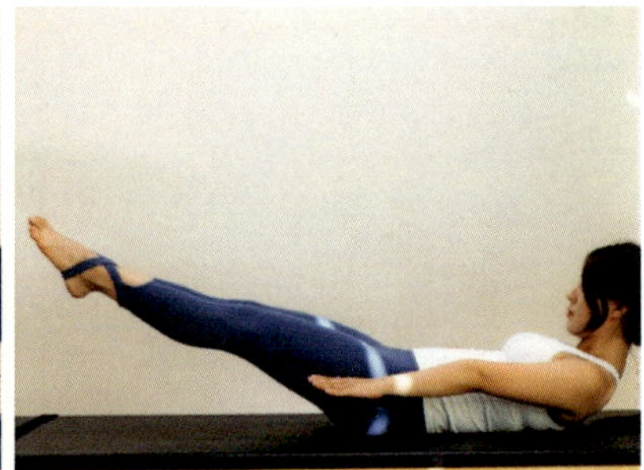

다리의 높이를 조절한다. 지면에서 낮을수록 가장 어렵다.

③ 다리를 뻗고 '필라테스 V'포지션으로 진행한다.

④ 발목을 펴서 발끝을 뻗고 한다. 포인

⑤ 발목을 몸통 쪽으로 구부리고 한다. 도지플렉션

2) 싱글 레그 스트레치

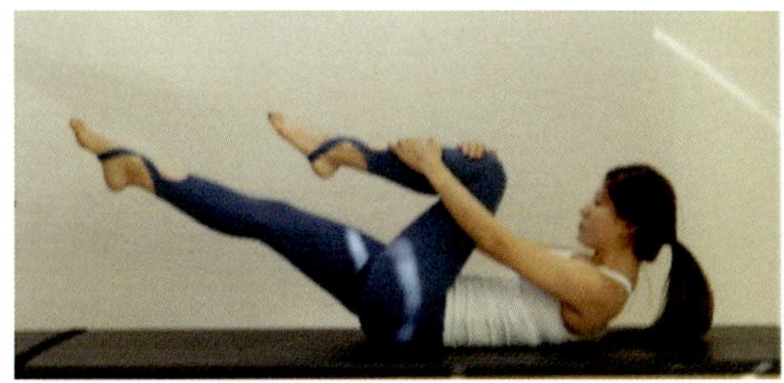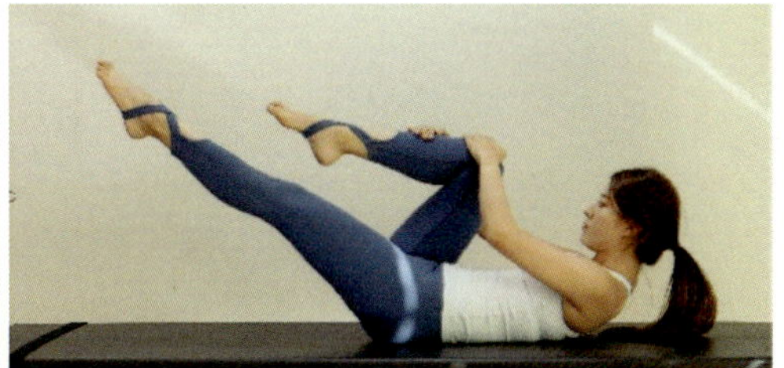

[동작 순서]

① 무릎을 구부린 다리에 양손을 대고 다리 정렬을 유지한다. 반대쪽 다리는 매트에서 떼
   서 쭉 편다. 위의 사진에서 왼다리를 구부렸을 때, 왼손은 발목 옆 쪽에 대고, 오른손은
   무릎 안쪽에 대어서 다리가 정렬을 유지하도록 한다. 반대쪽도 마찬가지이다.

② 다리를 바꾼다.

[부수적 효과]

① 골반을 바른 위치에 두는 법을 배운다.

② 다리를 바르게 뻗는 법을 배운다.

[주의 사항]

① 골반과 몸통이 흔들리지 않게 코어를 안정시킨다. 즉 배꼽을 깊이 집어넣는다.

② 복횡근을 깊이 수축한다. 배꼽 넣기

③ 목의 힘이 아닌 복부의 힘으로 올라온다.

3) 더블 레그 스트레치

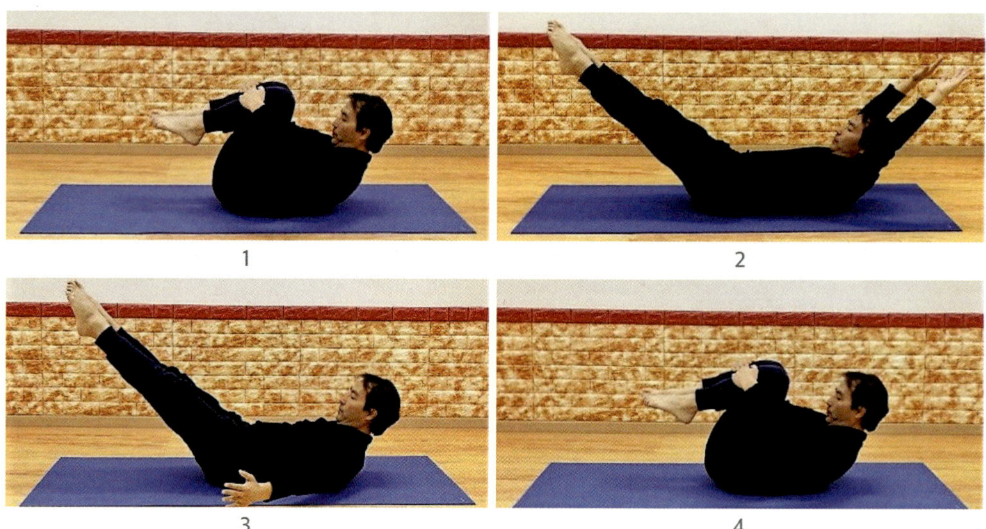

[동작 순서]

① 상체를 들어올리고 고관절과 무릎을 접은 상태에서 두 손바닥을 무릎에 대고 배꼽을
　집어넣은 뒤 준비한다.

② 내쉬는 호흡에 양팔과 양다리를 동시에 서로 반대 방향으로 뻗는다.

③ 마시며 팔은 양 옆으로 원을 그리며 내려온다

④ 다리를 접으며 다시 원위치로 돌아온다.

[부수적 효과]

① 어깨의 가동 범위 향상

② 요통을 방지한다.

[주의 사항]

① 목과 팔, 다리의 각도를 대각선으로 올바르게 조절한다.

② 골반과 몸통이 흔들리지 않게 코어에 힘을 준다.

③ 복횡근을 깊이 수축한다.

④ 목의 힘이 아닌 복부의 힘으로 올라온다.

⑤ 팔꿈치와 손가락을 뻗는다.

⑥ 어깨를 회전하는 움직임을 본인의 가동 범위 내에서 크게 한다.

[변형 동작]

①

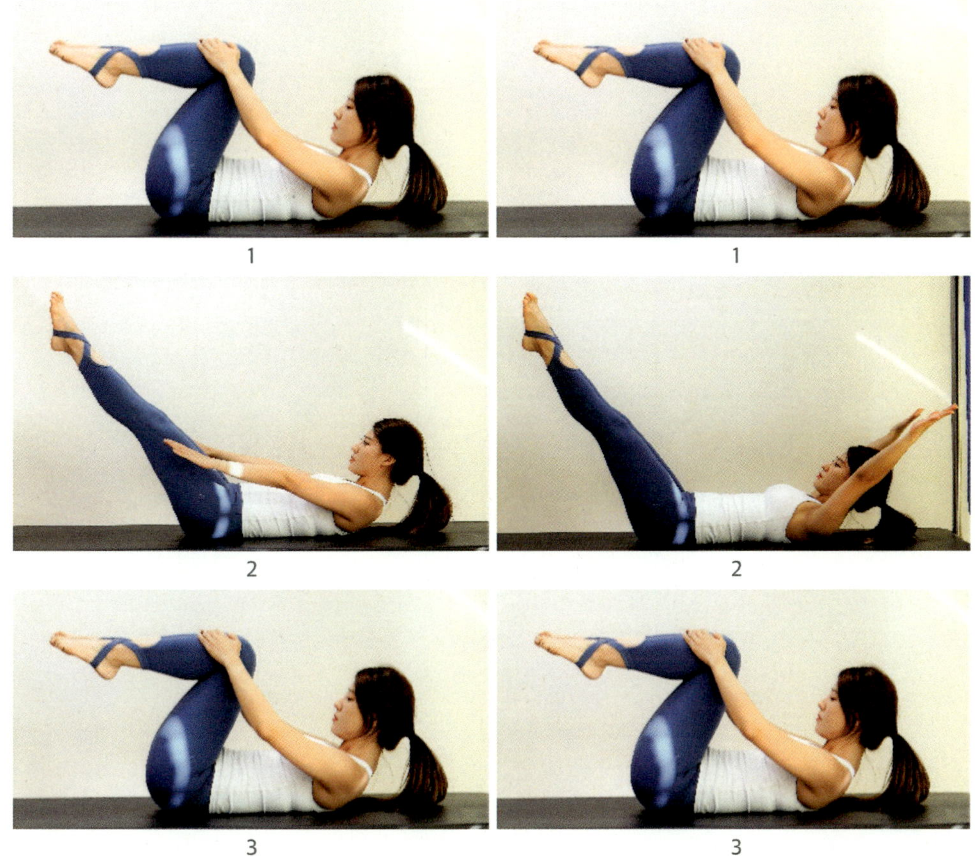

초보자의 경우 위의 사진처럼 먼저 왼쪽처럼 다리를 앞으로 대각선으로 펴고, 손도 앞으로

펴는 동작을 반복한다. 익숙해지면 오른쪽의 사진2처럼 머리 뒤 대각선으로 폈다가 돌아

온다.

②

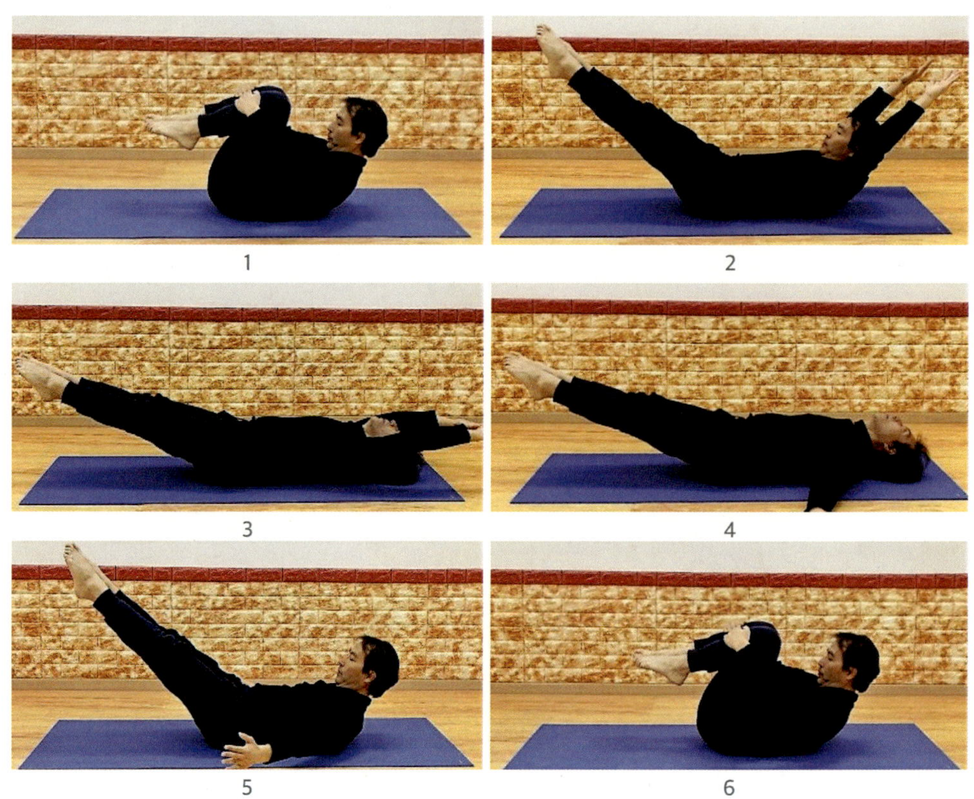

숙련자의 경우 사진의 3번과 4번처럼 척추를 신전(뒤로 펴는)하는 동작을 추가한다.

4) 더블 레그 서클

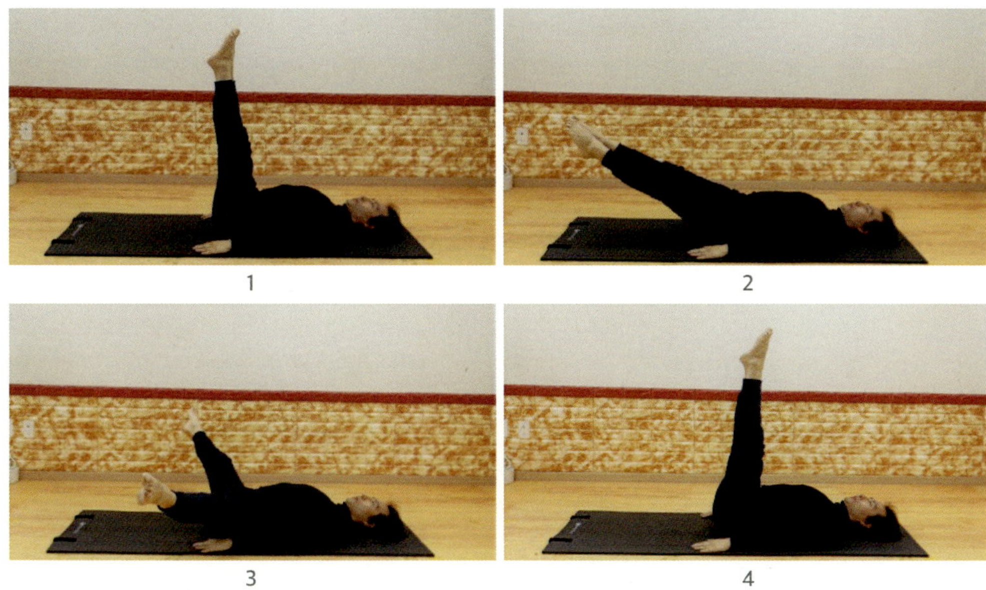

[동작 순서]

① 신체 정렬을 바르게 한 뒤 눕는다. 팔은 다리를 회전할 때 방해가 되지 않도록 몸통 옆
   에 거리를 두고 놓는다. 다리를 직각으로 올려서 준비

② 다리를 45° 내린다.

③ 양 다리를 벌려서 큰 원을 그리며 다시 원위치로 올라온다.

④ 반복. 반대로 한다.

[부수적 효과]

① 고관절의 회전 능력 향상

② 장요근 강화

[주의 사항]

① 원이 찌그러지거나 한쪽 방향으로 치우치지 않게 한다.

② 골반이나 다른 신체가 움직이지 않는다.

③ 견갑골이 매트에서 떨어지지 않도록 바닥으로 눌러준다.

[응용 동작]

먼저 고관절에서 작게 원을 그린다. 고관절의 중심을 파악하고. 그것을 축으로 작게 원을 그리면서. 점점 크게 만든다.

한쪽 다리로 원을 그리는(싱글 레그 서클) 방법을 숙지한 뒤에 양 다리를 동시에 진행한다.

5) 틱톡

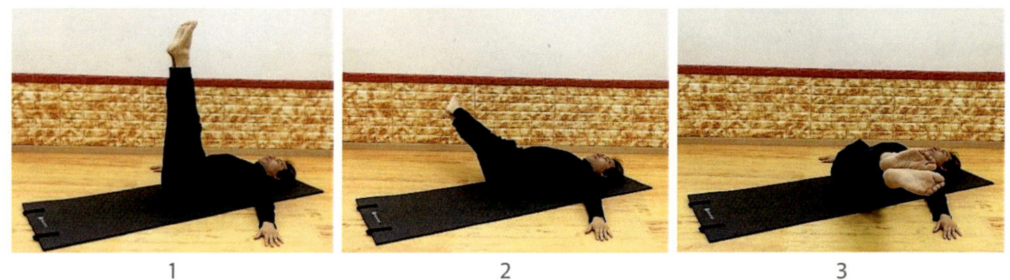

[동작 순서]

① 양팔을 넓게 벌리고 두 다리를 모아서 직각으로 올린다.

② 두 다리를 동시에 옆으로 내린다.

③ 그리고 원위치, 반대로 내린다.

[부수적 효과]

① 장요근 강화

② 허벅지 근육의 사용

[주의 사항]

① 양다리가 떨어지지 않는다.

② 견갑골이 매트에서 떨어지지 않게 상체를 고정한다.

③ 손가락과 발가락을 움켜쥐거나 움직이지 않는다.

6) 스파인 스트레치

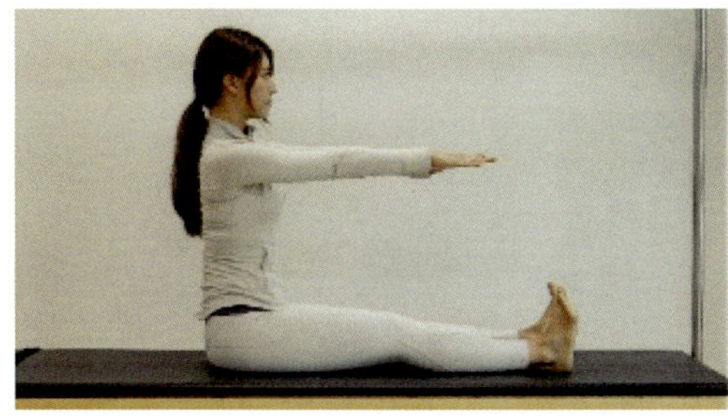
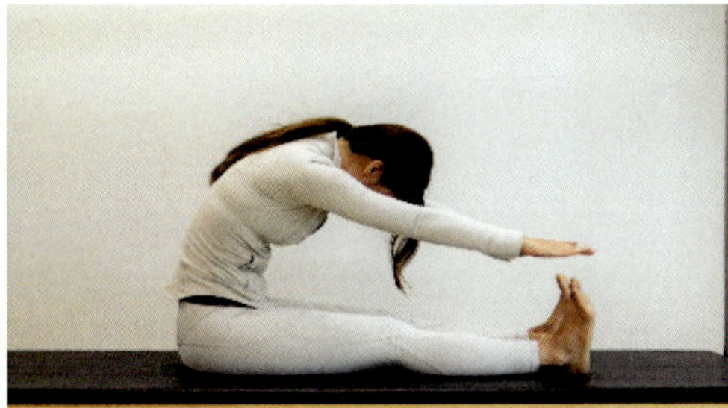

1

2

[동작 순서]

① 복횡근을 수축하고 척추를 위에서 앞으로 천천히 구부린다. 이때 엉덩이가 뜨지 않도록
   하고 다리도 움직이지 않도록 한다.

② 척추 사이가 쭉 늘어난다. 다시 천천히 돌아온다.

[부수적 효과]

① 신체후면근육의 스트레칭

[주의사항]

① 엉덩이가 뜨지 않도록 한다.

② 다리가 움직이지 않도록 한다.

③ 두 다리를 어깨 넓이보다 약간 벌리고 한다.

7) 서우

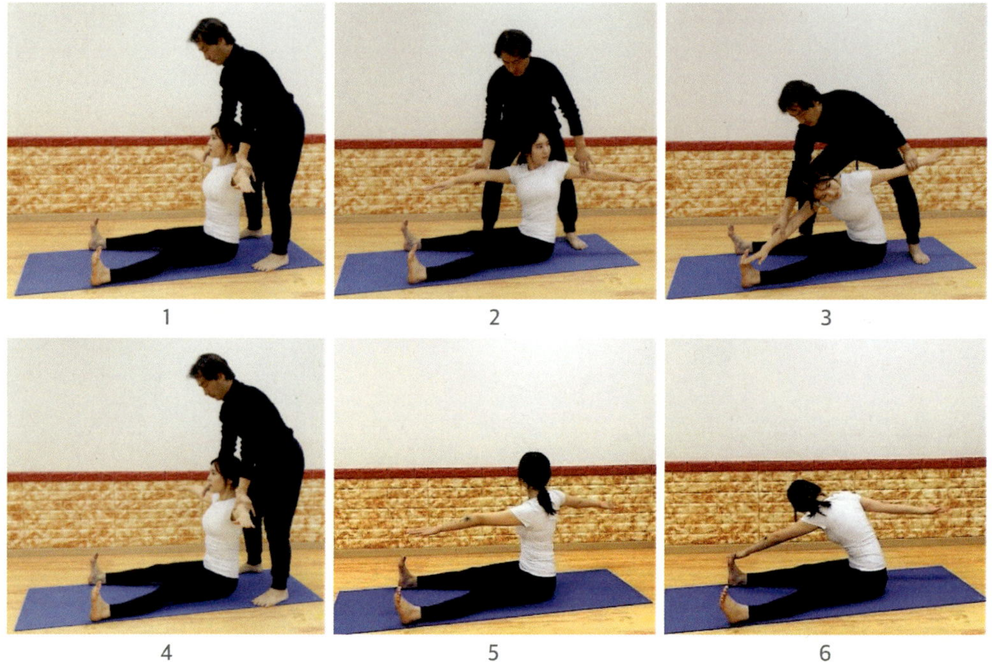

서우는 톱질이라는 뜻으로 마치 손으로 발 옆을 톱질하듯이 동작을 취한다고 해서 붙여진
이름이다.

[동작 순서]

① 먼저 바르게 앉은 다음에 발끝을 몸통 쪽으로 당긴다. 양팔은 옆으로 벌린다.

② 상체를 회전한다.

③ 앞으로 기울이며 새끼손가락이 반대쪽 새끼발가락 옆으로 간다.

④ 다시 돌아온다.

⑤ 반대쪽으로 회전한다.

⑥ 몸을 다리 쪽으로 기울인다.

[부수적 효과]

① 복부 전체 근육의 움직임을 자각한다.

② 척추의 회전 능력 향상시킨다.

③ 신체 후면 근육의 스트레칭

[주의 사항]

① 발끝을 당긴다. 도지플랙션이라고 한다.

② 하체를 고정한다.

③ 승모근을 긴장하지 않고 내린다. 즉 어깨를 내린다.

8) 롤링라이크어볼

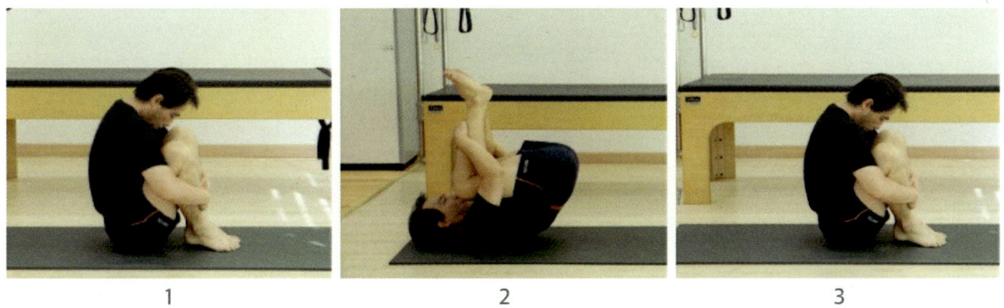

1 2 3

[동작 순서]

① 좌골 앉기* 자세에서 양손으로 정강이를 잡고 몸은 C자 형태로 척추를 둥그렇게 늘려
   준다.

② 둥글게 뒤로 구른다.

③ 복부의 힘으로 원위치 한다.

*좌골 앉기: 양쪽 좌골 뼈에 동일한 무게를 주고 앉는다.

[부수적 효과]

① 척추의 유연성을 향상시킨다.

② 요통, 척추측만에 좋다.

[주의 사항]

① 속도를 일정하게 한다.

② 호흡을 균일하게 마시고 뱉으며 진행한다.

③ 반동으로 일어나는 것이 아닌 배의 근육을 이용한다. 그래야 당연히 복부가 강화된다.

9) 실

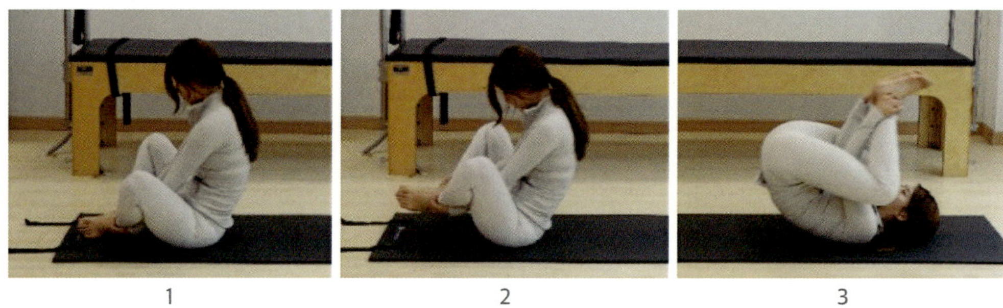

[동작 방법]

① 롤링라이크어볼과 같이 몸통을 C자로 굴곡하고 손을 허벅지 안쪽에서 종아리 바깥쪽
　　으로 잡는다. 발바닥을 서로 마주하고 준비한다.

② 발을 바닥에서 띄우고 발바닥으로 두 번 박수를 친다.

③ 뒤로 구른 상태에서 발바닥으로 두 번 박수를 치고 돌아온다.

[부수적 효과]

① 롤링라이크어볼과 같다.

② 발바닥의 박수에 의한 혈액순환 촉진

③ 양 발바닥 아치의 균형

[주의 사항]

① 롤링라이크어볼과 같다.

② 발바닥 박수를 칠 때 양발을 정확히 일치시킨다.

10) 크랩

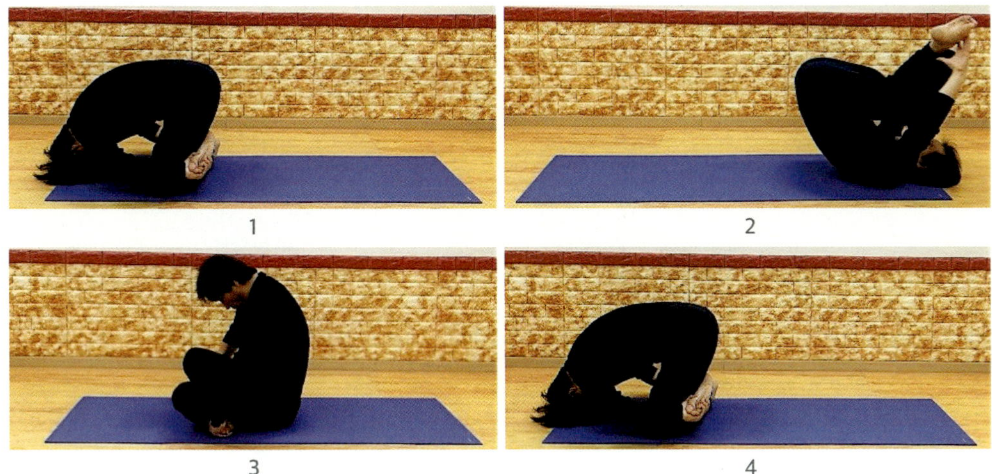

[동작 순서]

① 다리를 엇갈려서 발목을 잡는다. 머리는 매트의 끝에 댄다.

② 뒤로 구르고, 다리를 서로 교차해서 다시 발목을 잡는다.

③ 몸을 C자로 유지하면서 구른다.

④ 시작 자세로 돌아온다.

[부수적 효과]

① 롤링라이크어볼과 같다.

[주의 사항]

① 경추*에 문제가 있는 사람은 금한다.

② 롤링라이크어볼과 같다.

*경추: 목뼈

11) 오픈레그그라커

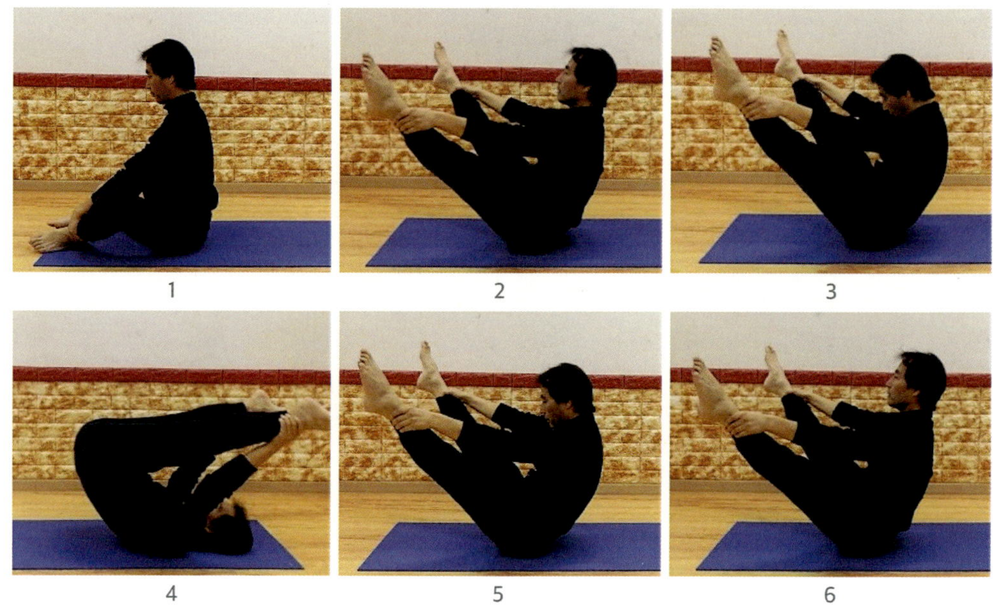

[동작 순서]

① 앉은 자세에서 발목을 잡는다.

② 두 다리를 대각선으로 뻗는다.

③ 머리를 앞으로 숙이면서 등을 둥글게 한다.

④ 뒤로 구른다.

⑤ 복부의 힘으로 균형을 맞춰 일어난다

⑥ 고개를 들고 시작 자세로 돌아간다.

[부수적 효과]

① 롤링라이크어볼과 같다

② 균형감각을 향상시킨다.

12) 롤업롤다운

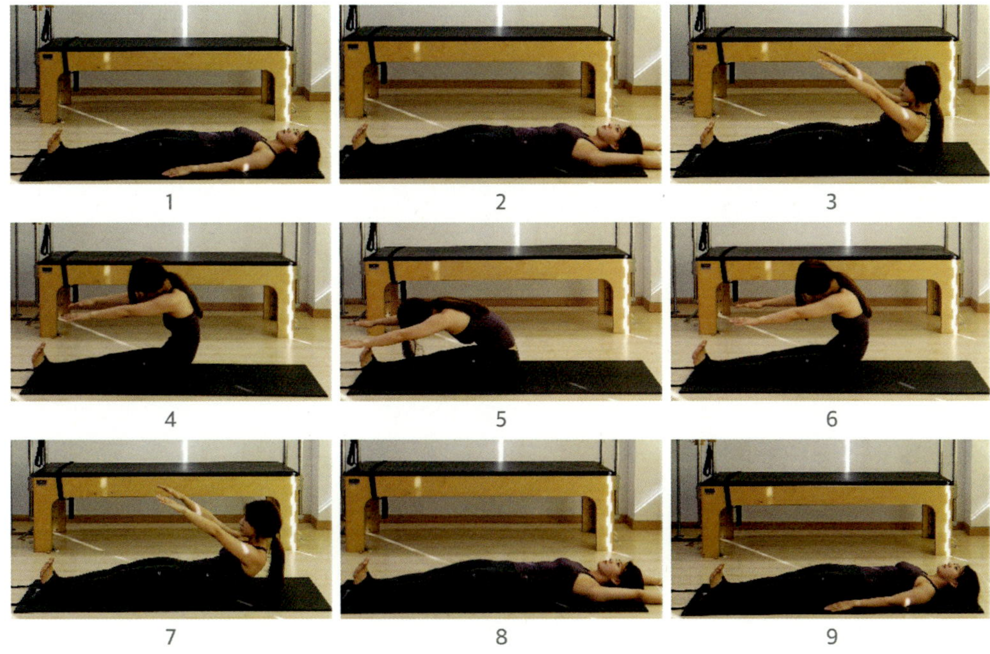

[동작 순서]

① 바른 정렬로 눕는다.

② 팔을 만세 하고 발끝은 몸통 쪽으로 당긴다.

③ 척추를 매트에서 하나씩 띄운다.

④ 복횡근을 깊이 수축하고 복부 전체의 힘으로 일어난다.

⑤ 점점 앞으로 가서 숙인다. 다리 뒤로 역순으로 돌아간다.

⑥ 꼬리뼈를 안쪽으로 말아 넣으면서 분절하여 눕는다.

⑦ 요추-흉추-경추 순으로 눕는다.

⑧ 반복한다.

[부수적 효과]

① 척추 전체의 분절, 굴곡 바른 정렬로 아름다운 상체 라인

② 신체 뒷 근육의 스트레칭으로 매끈한 뒷태 형성

③ 다리 안쪽을 꽉 붙이고 있음으로써 다리 안쪽 근육을 단련

④ 어깨의 가동 범위 향상

[주의 사항]

① 일정한 속도로 움직인다.

② 복횡근을 수축한다.

③ 숨을 참지 않고 호흡을 유지한다.

④ 반동을 사용하지 않는다.

⑤ 척추 전체를 분절시킨다.

⑥ 다리가 바닥에서 떨어지지 않는다.

13) 롤오버

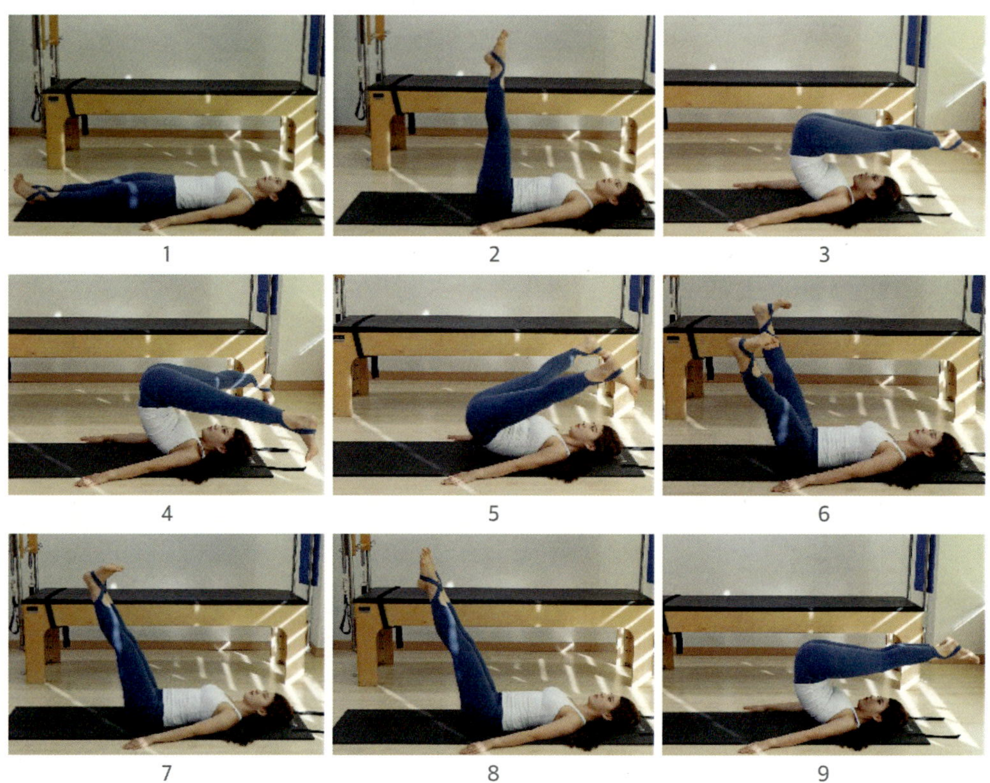

[동작 순서]

① 두 다리를 붙이고 바르게 정렬해서 눕는다.

② 삼두박근으로 확실히 바닥을 지지하고 두 다리를 들어올린다.

③ 다리를 머리 뒤로 척추를 하나씩 들어올려 어깨로 지탱한 뒤 지면과 수평이 되게 보낸다.

④ 두 다리를 벌리고, 발목을 구부린다.

⑤ 다시 척추를 분절해서 복부의 힘으로 천천히 내려온다.

⑥ 경추-흉추-요추 순으로 매트를 눌러주며 분절한다.

⑦ 다리를 모은다.

⑧ 원위치로 왔을 때 구부렸던 발목을 편다.

⑨ 머리 뒤로 보낸다. 반복.

움직임을 역순으로도 반복한다.

[부수적인 효과]

① 척추 전체의 분절, 굴곡 바른 정렬로 아름다운 상체라인

② 신체 균형 감각의 향상

③ 다리를 모으고 벌리며 다리 근육을 단련

[주의 사항]

① 귀와 어깨가 멀어질 수 있게 목을 길게 한다.

② 어깨 이상으로 넘어가서 경추에 과부하를 주지 않도록 한다.

③ 척추를 신장*하여 진행한다.

*신장: 길게 늘리는 것

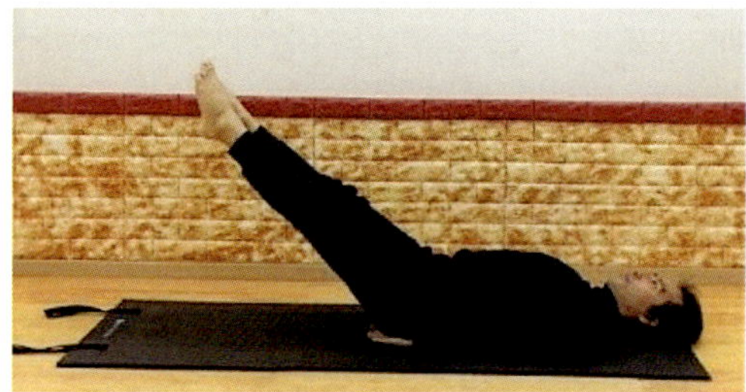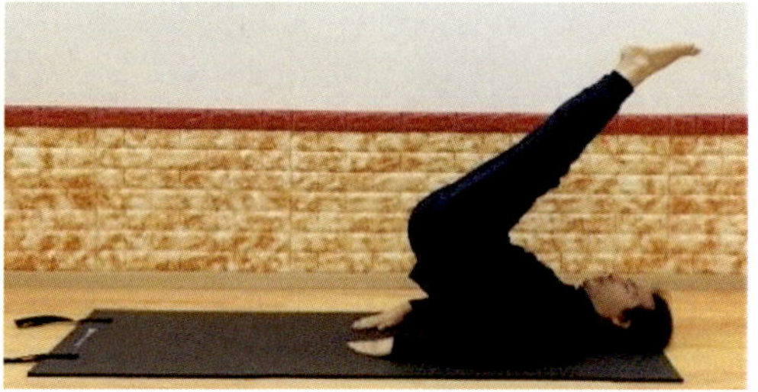

초보자는 위 사진의 동작을 숙달한 뒤에 롤오버를 진행한다. 이 동작 또한 코어를 강화시키기에 충분하다. 먼저 손등 위로 가게 해서 엉덩이 밑에 넣는다. 숨을 마시고 내쉬면서, 다리를 위로 올린다. 그리고 천천히 원위치로 돌아간다. 1, 2번 사진의 동작을 반복한다.

14) 티저

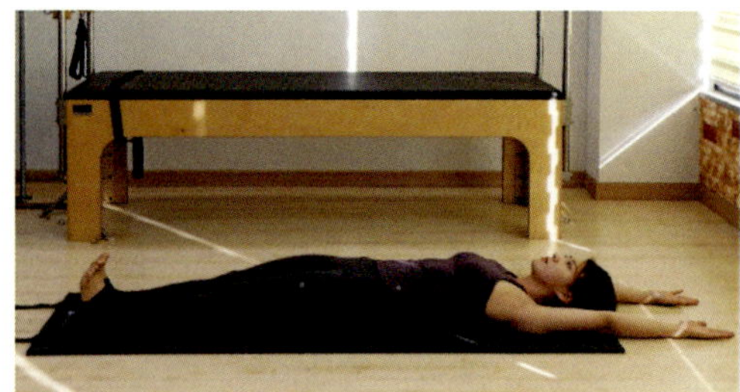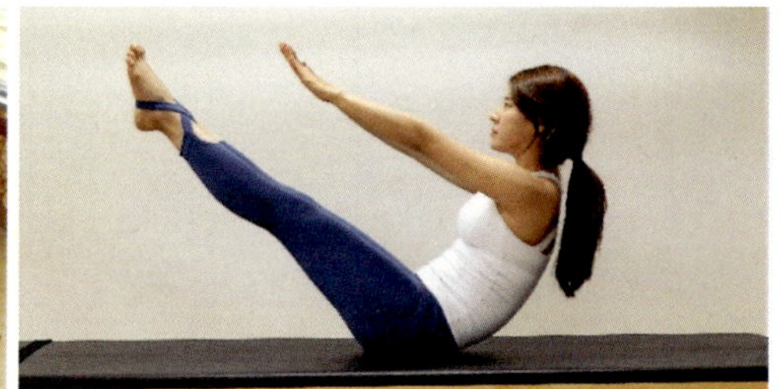

[동작 순서]

① 팔을 위로 만세 하고 다리를 쭉 펴고 눕는다.

② 양 고관절을 중심으로 하여, 상체와 하체를 동시에 접는다. 이때 귀 옆에 있던 팔을 앞으로 뻗고 높이는 사진처럼 대각선으로 뻗는다. 손등이 위로 가게 대각선으로 뻗어 올린 다리와 나란히 한다.

[부수적 효과]

① 장요근의 강화

② 고관절 힌지 능력* 향상

③ 상체와 하체 굴곡의 조화로운 사용을 숙달

*고관절 힌지: 문과 문틀의 경첩처럼 접히는 것을 말한다.

[주의 사항]

① 고관절 외에 다른 모든 관절은 움직이지 않는다.

② 상하체가 동시에 올라온다.

[변형동작]

①

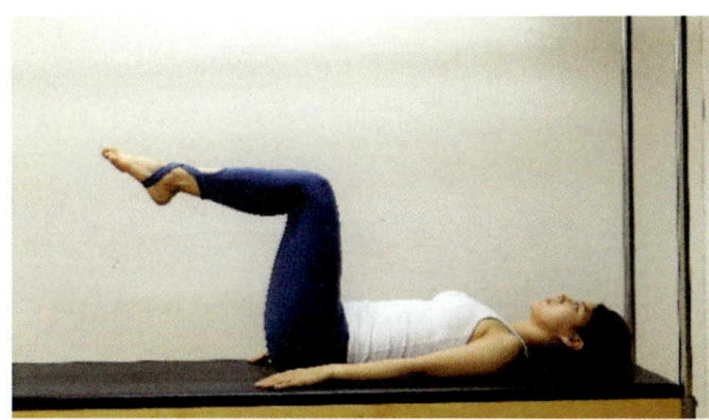 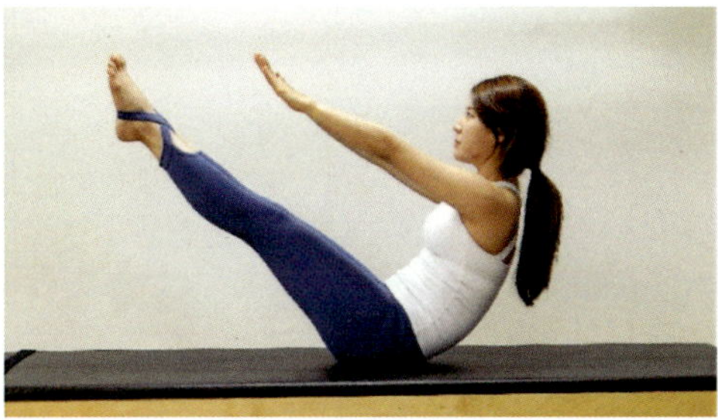

무릎을 구부린 자세에서 다리를 펴면서 상체를 일으키고 원위치 반복.

②

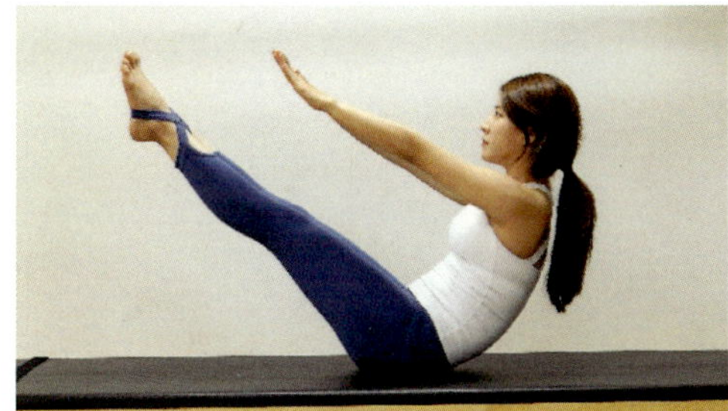 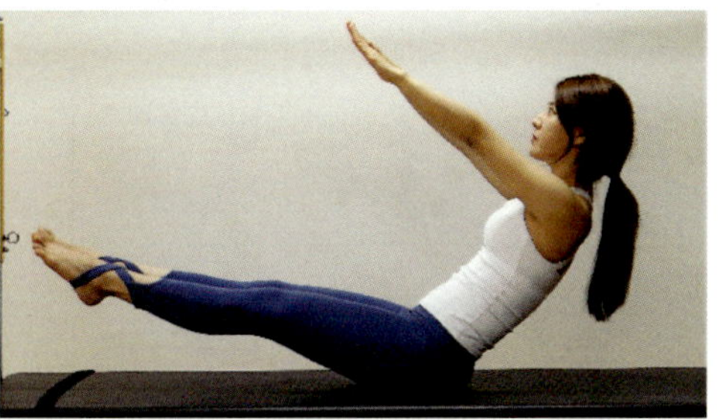

상체와 하체를 든 티저 자세에서 하체만 내리고 올리기를 반복.

③

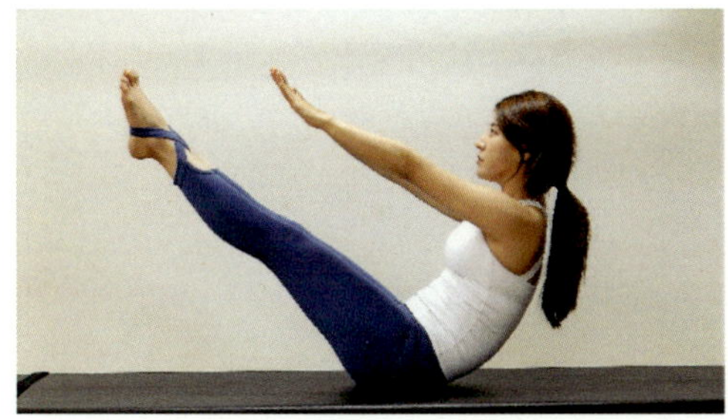 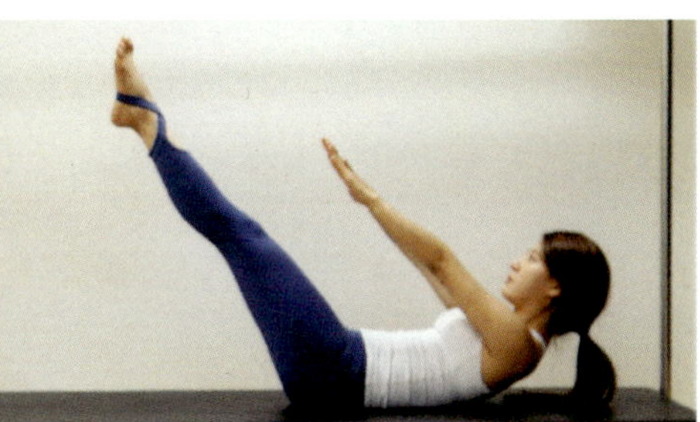

티저 자세에서 상체만 내리고 올리기를 반복한다.

15) 싱글 스트레이트 레그 스트레치

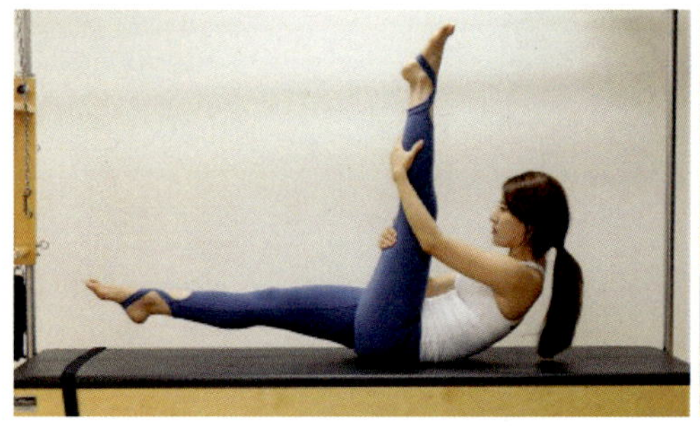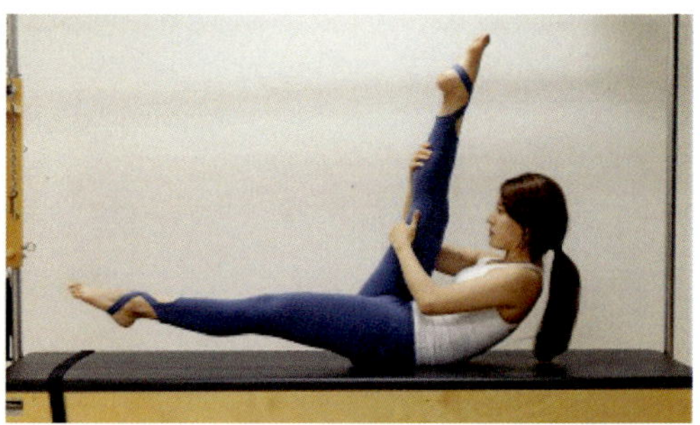

[동작 순서]

① 상체를 일으키고 한쪽 다리는 뻗고 다른 다리는 몸통 쪽으로 가져와 무릎 뒤를 가볍게
　잡는다. 짧게 숨을 마시고

② 내쉬면서 다리를 바꾼다.

[부수적 효과]

① 장요근의 강화

② 고관절의 굴곡. 신전 가동범위 향상

③ 햄스트링* 스트레칭

*햄스트링: 허벅지 뒤쪽 근육

[주의 사항]

① 골반을 움직이지 않도록 한다.

② 햄스트링을 신장하여 다리를 쭉 편다.

③ 복횡근 수축이 제대로 되어있는지 파악한다.

④ 목을 계속 들고 있으므로 목의 문제가 있는 사람은 주의한다.

16) 더블 스트레이트 레그 스트레치

두 다리를 모아서 올리고를 반복.

다리를 내릴 때는 발목을 굴곡하고 올릴 때는 발목을 편다(포인이라고 한다).

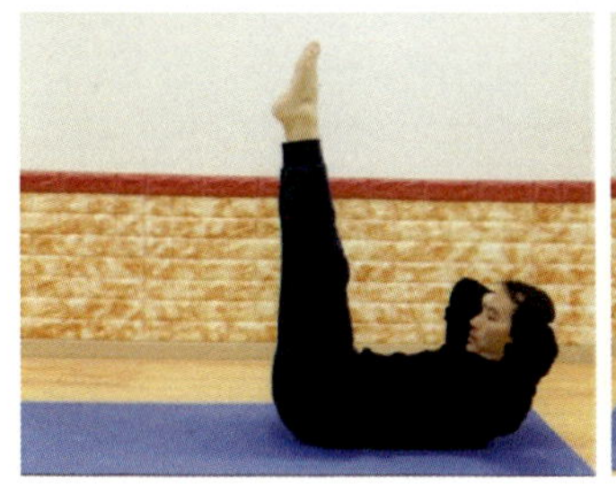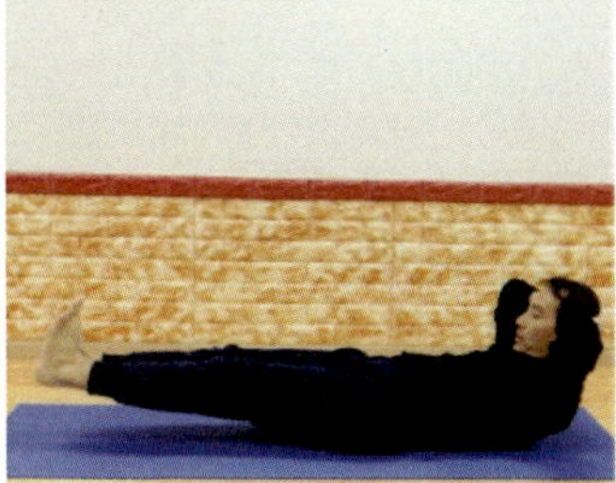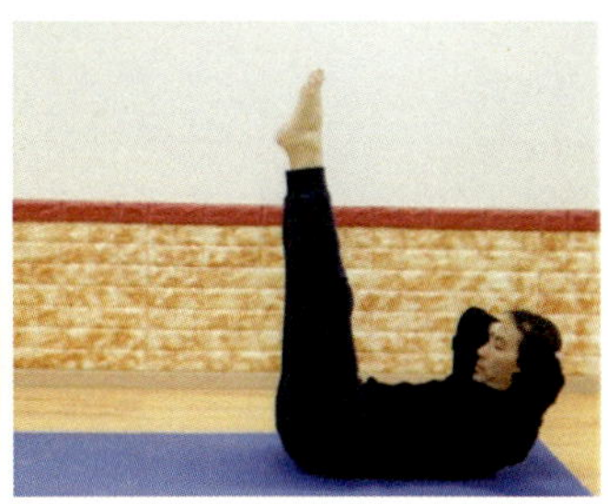

[동작 순서]

① 바르게 누운 자세에서 머리 양 옆에 손을 펴서 손가락을 살짝 댄다. 상체를 일으키고 다
   리를 직각으로 들어 준비한다.

② 천천히 지면에 닿지 않게 동시에 내린다.

③ 시작 자세로 돌아온다.

[부수적 효과]

① 장요근의 강화

[주의 사항]

① 골반을 움직이지 않도록 한다.

② 다리가 내려갈 때 요추가 매트에서 뜨지 않도록 누른다.

③ 배꼽을 요추로 집어 넣어서 요추를 고정한다.

④ 싱글 스트레이트 레그 스트레치를 충분히 연습하고 한다.

⑤ 손으로 머리를 당기지 않는다,

17) 넥풀

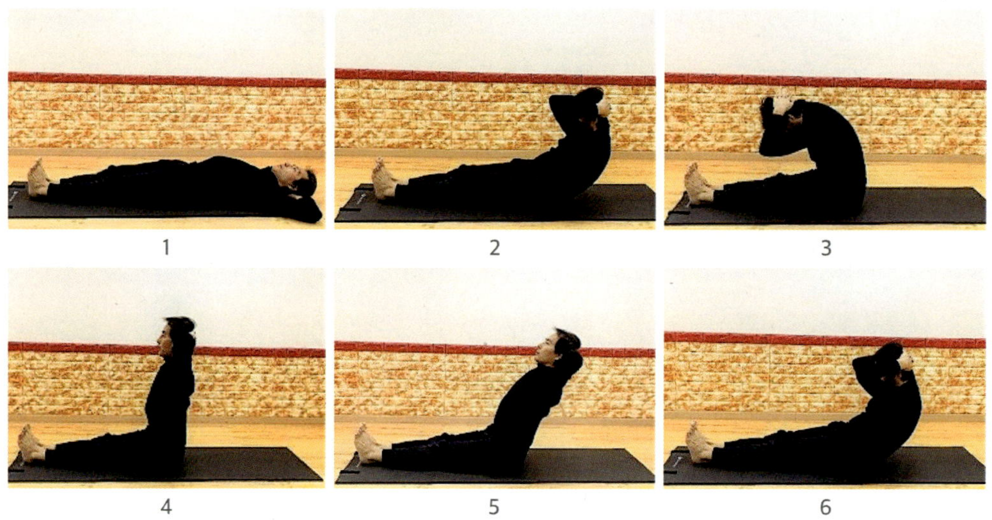

[동작 순서]

① 발끝을 몸통으로 당기고 바르게 누운 뒤 머리 뒤에 손을 포갠다.

② 팔꿈치를 얼굴 쪽으로 감싸고 척추를 분절해서 일어난다.

③ 앞으로 숙인다.

④ 척추를 신장하며 수직으로 상체를 세운다.

⑤ 신장한 상태로 45°까지 기울인다.

⑥ 다시 척추를 C자로 말아 내려간다.

[부수적 효과]

① 롤업롤다운과 같다. 그러나 강도가 더욱 강해진다. 팔의 도움이 아닌. 오직 복부 힘만으로 상체를 일으키고 내리는 능력을 강화한다.

② 흉쇄유돌근의 강화

[주의 사항]

① 롤업롤다운과 같다.

18) 부메랑

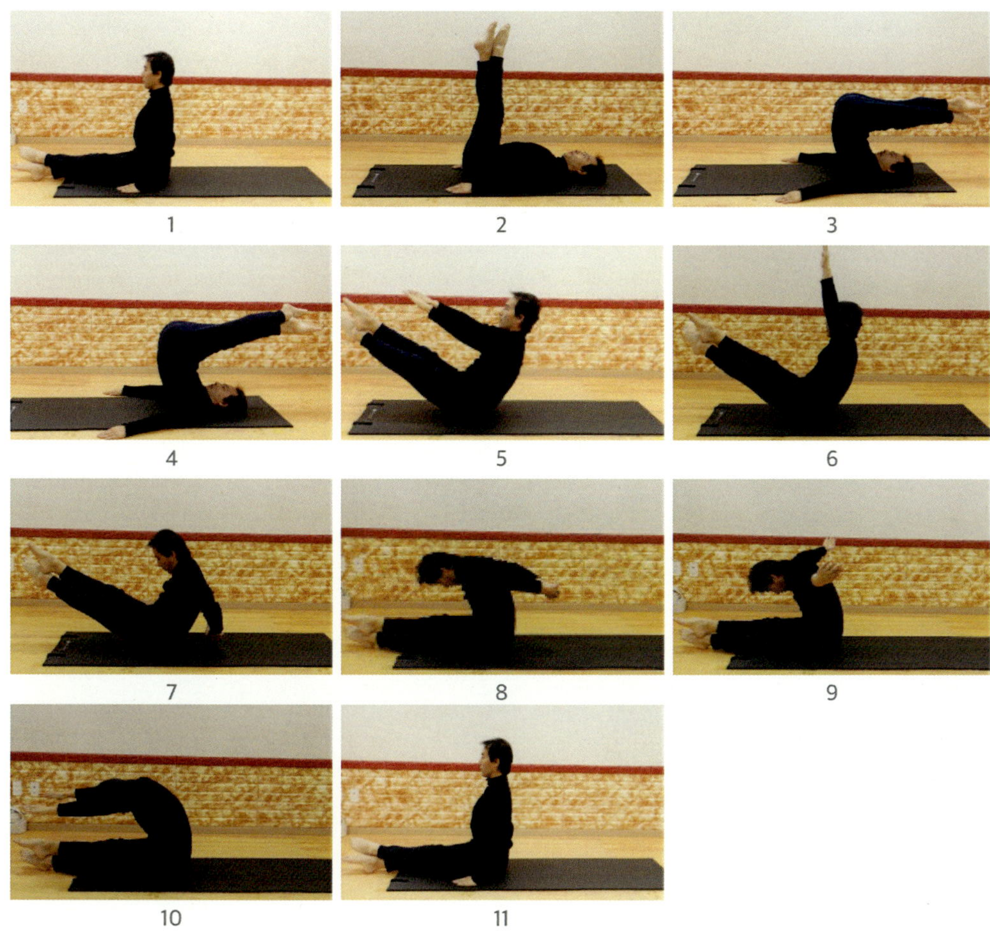

[동작 순서]

① 두 다리를 포개서 앉는다.

② 뒤로 눕는다.

③ 다리가 머리 뒤로 간다.

④ 거기서 다리를 포갠 것을 반대로 한다.

⑤ 일어나면서 티저 자세가 된다.

⑥ 팔을 하늘로 올리고

⑦ 옆으로 해서 뒤로 가서 서로 손을 잡는다.

⑧ 다리를 천천히 내리고, 팔은 올라가면서

⑨, ⑩ 수영의 버터플라이자세로 돌아온다.

⑪ 한쪽 다리를 한쪽 다리에 올리고, 상체는 세워서 앉는다. 두 손바닥을 몸통 옆에서 매트를 누른다.

⑫ 코어안정

⑬ 천천히 뒤로 상체를 기울여서, 매트에 누우면서 뒤로 다리가 넘어간다.

⑭ 롤오버상태에서 두 다리를 엇갈아 바꾼다.

⑮ 다시 앞으로 다리를 올리면서. 상체는 일어나서 티저가 된다.

⑯ 팔을 위로 뒤로 돌린다. 팔은 수영의 접영하듯이 뒤로 간다.

⑰ 다시 접영에서 팔을 앞으로 물살을 헤치듯이 팔을 앞으로 나란히 하면서. 다리를 매트에 내린다.

⑱ 원위치로 돌아온다.

[부수적 효과]

① 척추의 굴곡근 강화, 분절력 강화

② 장요근의 강화

③ 어깨 관절의 가동범위 향상

[주의사항]

① 다리 내전근*을 서로 모은다.

② 티저 자세를 유지한다.

③ 팔을 뒤로 보내고. 앞으로 보낼 때, 가급적 크게 원을 그린다.

*내전근: 다리 안쪽에 위치한 근육

19) 힙 트위스트

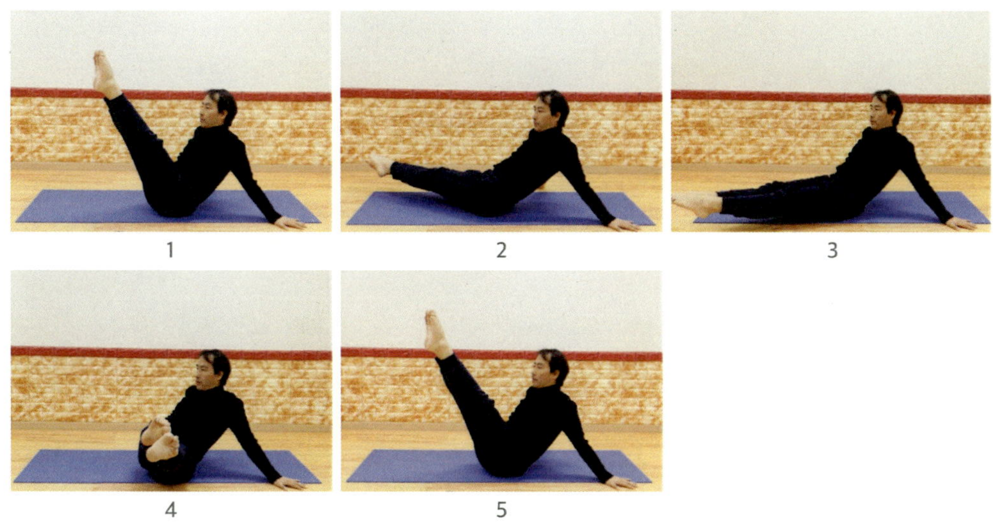

[동작 순서]

① 엉덩이를 대고, 팔을 뒤로 돌려 적당한 간격에서 손바닥으로 지탱한다. 다리는 약 45도
　로 두 다리를 붙이고 들어올린다.

② 천천히 한쪽 방향으로 원을 그린다. 오른쪽으로 상단에서 하단으로 원을 그린다.

③ 바닥에 닿지 않고 중앙으로 오면 다시 하단에서 상단으로 원을 그려서 처음 방향으로
　돌아간다.

④ 반대로도 진행한다.

[부수적 효과]

① 어깨 관절 안정근*의 수축

② 한쪽 장요근과 다른 장요근의 다른 사용법을 터득

*안정근: 그 부위가 움직이지 않도록 고정하는 근육을 사용하는 것

[주의 사항]

① 상체는 고정한다.

② 원의 크기와 모양을 일정하게 유지한다.

③ 목과 어깨 근육이 위로 솟지 않도록 어깨와 귀가 멀어지도록 정렬을 바르게 한다.

20) 코르크 스크류

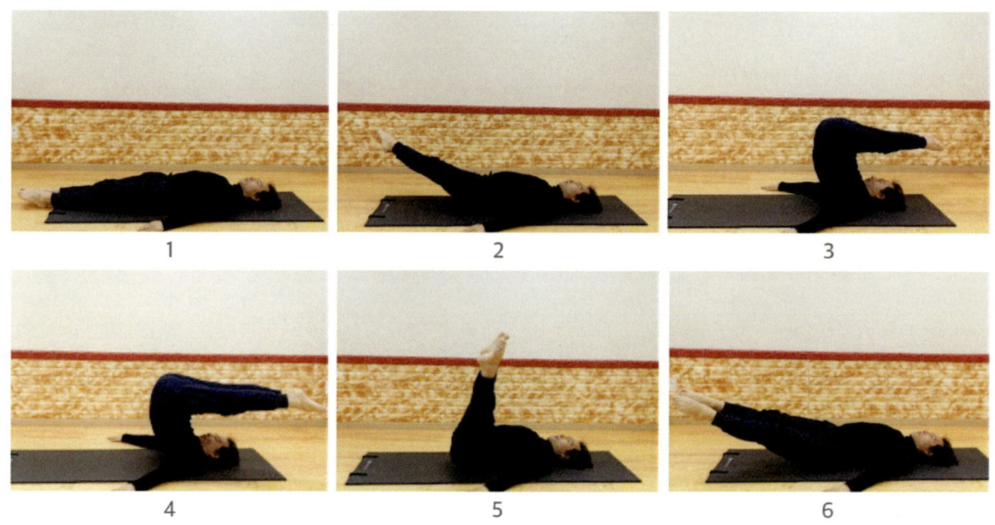

[동작 순서]

① 두 다리를 붙이고 바르게 정렬해서 눕는다.

② 삼두박근으로 확실히 지지하고 두 다리를 먼저 오른쪽으로 들어올린다.

③ 사진 4번처럼 다리가 지면에 수평을 유지하도록만 하여 목에 과도한 부담을 주지 않는다.

④ 두 다리가 중앙으로 이동한다.

⑤ 다시 척추를 분절함과 동시에 왼쪽으로 천천히 내려온다.

⑥ 시작 자세로 돌아가서 반대쪽도 진행한다.

다음과 같이 다양한 방식으로 할 수 있다.

- 오른쪽으로 올라가서 왼쪽으로 내려오기

- 왼쪽으로 올라가서 오른쪽으로 내려오기

- 오른쪽으로 올라가서 다시 오른쪽으로 내려오기

- 왼쪽으로 올라가서 다시 왼쪽으로 내려오기

[부수적인 효과]

① 척추 전체의 분절, 굴곡

② 신체 균형 감각의 향상

③ 한쪽 장요근과 다른 장요근의 다른 사용법을 터득

④ 뒷태를 아름답게 한다.

⑤ 척추의 좌우를 균형 있게 발달시키기 때문에 척추 측만 교정에 탁월하다.

[주의 사항]

① 롤오버와 동일하다.

② 롤오버를 연습한 후에 진행한다.

③ 원의 모양을 일정하게 한다.

21) 백스트로크

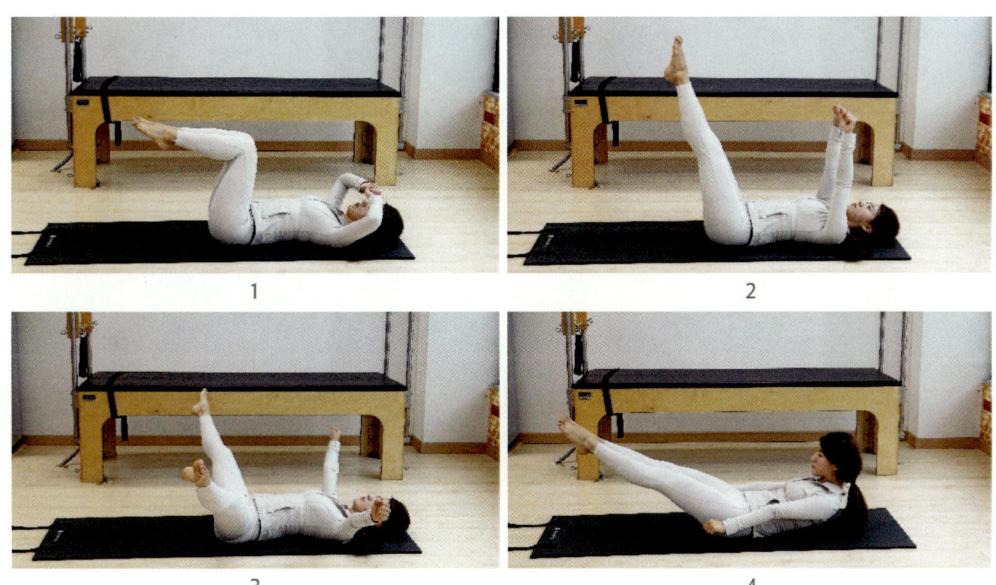

[동작 순서]

① 손등이 이마를 향하게 하고, 다리는 사진 1번과 같이 테이블탑* 자세를 취한다.

② 팔다리를 위로 뻗는다.

③ 원을 그리며 팔다리를 옆으로 가져간다

④ 헌드레드 자세가 된다. 반복한다.

*테이블탑: 다리를 가상의 탁자 위에 올려놓은 모양

[부수적 효과]

① 고관절과 어깨의 회전 운동

② 장요근 강화

③ 내전근 강화

[주의 사항]

① 팔 다리의 원이 찌그러지거나 한쪽 방향으로 치우치지 않게 한다.

② 목의 힘으로 일어나거나 너무 꺾기지 않게 한다.

③ 팔다리의 각도를 같게 유지한다.

22) 플랭크

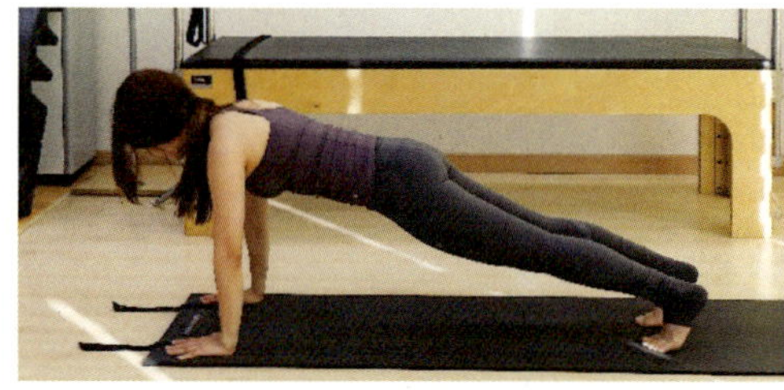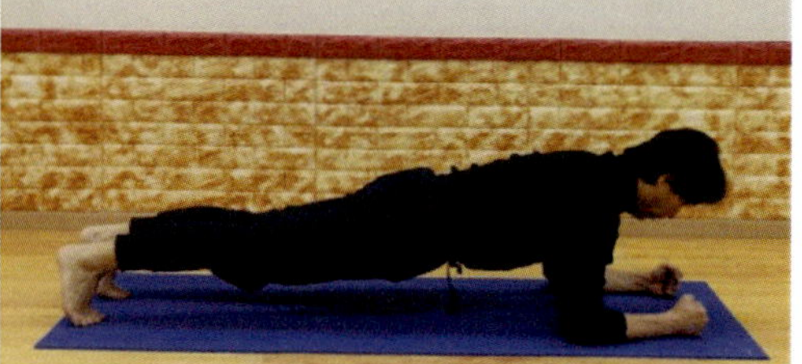

손바닥 또는 팔뚝으로 플랭크 자세를 유지한다. 처음에는 10초에서 시작해서, 점점 시간을 늘린다.

(1) 매트 플랭크-조셉 필라테스 버전

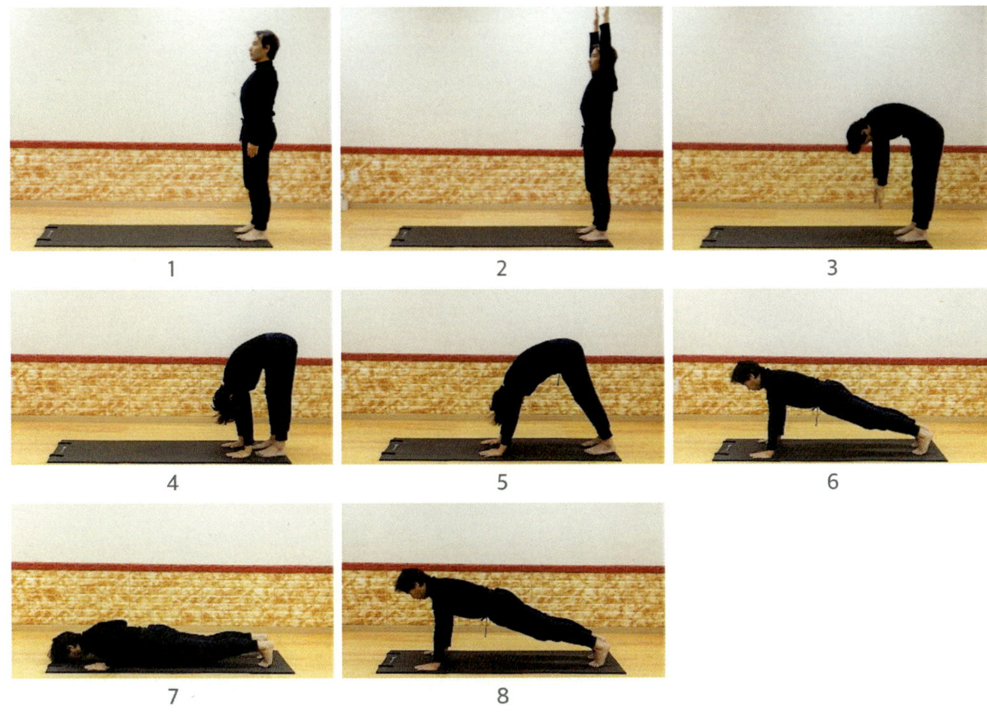

[동작 순서]

① 바르게 선다.

② 팔을 귀 옆으로 만세 한다.

③ 척추를 굴곡해서 내려간다.

④ 두 손을 바닥에 댄다.

⑤ 손으로 한 걸음씩 걸어간다. 곰 걷기

⑥ 플랭크 자세에서 유지한다.

⑦ 팔꿈치를 접어 내려간다. 푸시업

⑧ 플랭크 자세로 돌아온다.

다시 곰처럼 손으로 한걸음씩 돌아와 롤업해서 돌아간다.

[부수적 효과]

① 어깨 근육을 강화한다.

② 팔 전체의 근력 강화

③ 바스트 업(가슴)

④ 견갑골 안정근을 강화한다.

[주의 사항]

① 엉덩이가 올라가거나 내려가지 않는다.

② 프랭크를 할 때는 몸통을 일직선으로 유지한다.

③ 곰 걷기 시에 허리나 햄스트링을 충분히 스트레칭한다.

[변형 동작]

좀 더 쉽게 하는 것이다.

①

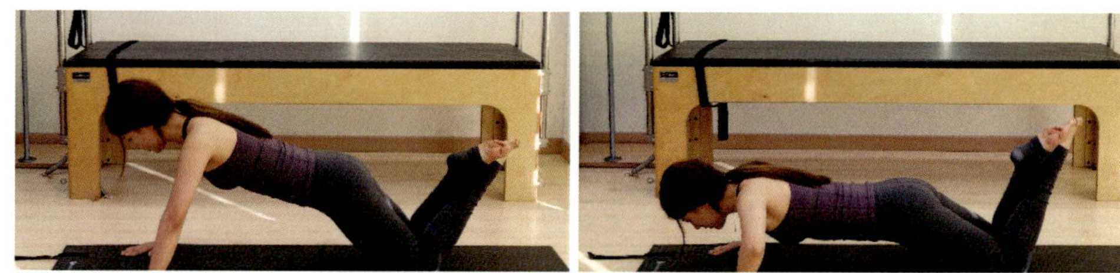

무릎을 대고 한다.

②

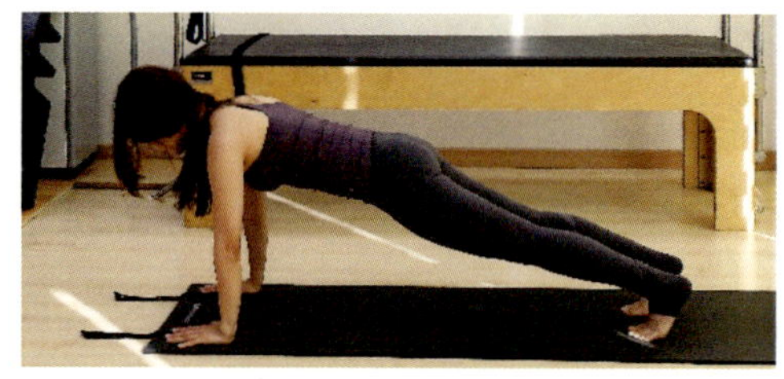

팔굽혀펴기를 하지 않고 플랭크로 버티기를 한다.

23) 롱 스트레치

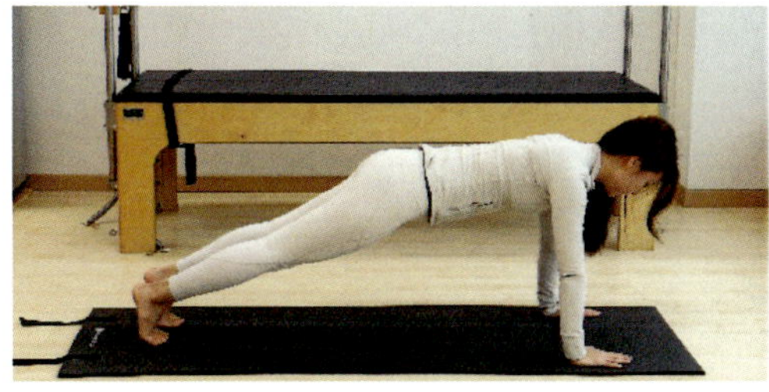 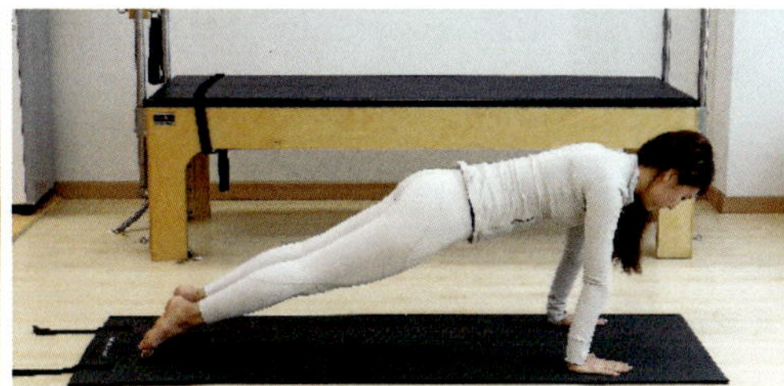

[동작 순서]

① 플랭크

② 신체를 어깨에서만 움직여서 앞으로, 뒤로 이동을 반복한다.

[부수적 효과]

① 어깨 안정근을 강화한다.

② 팔 전체의 근력 강화

③ 견갑골 안정근을 강화한다.

[주의 사항]

① 엉덩이나 다른 부위는 움직이지 않고 오직 어깨 관절과 발목만 움직인다.

24) 매트 복부 운동

(1)

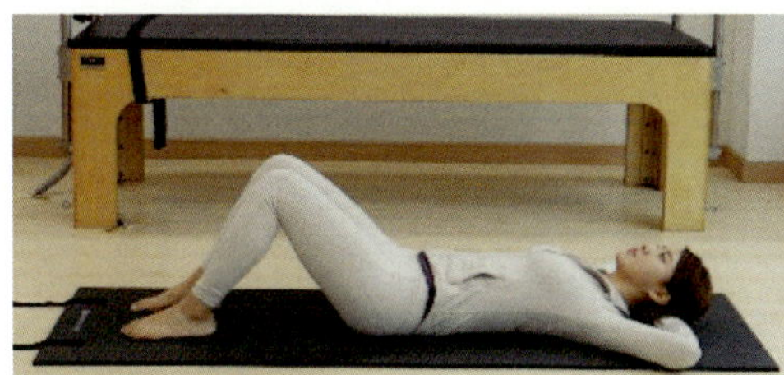 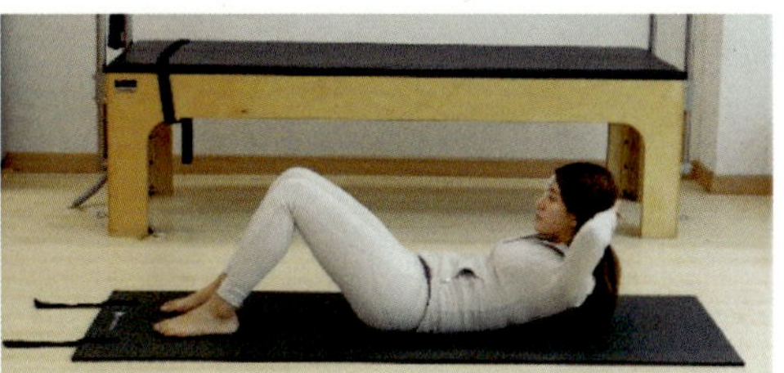

[동작 순서]

① 다리는 산 모양으로 세우고 누워 양손을 머리 뒤에 댄다.

② 상체만 일으킨다.

[주의 사항]

① 복직근의 기시점과 종지점 사이의 근육을 가급적 짧게 하면서 몸을 일으킨다.

② 누울 때, 복직근이 늘어나면서 수축을 하는 것을 느끼면서 행한다.

③ 일어날 때 시선은 복부를 본다.

(2)

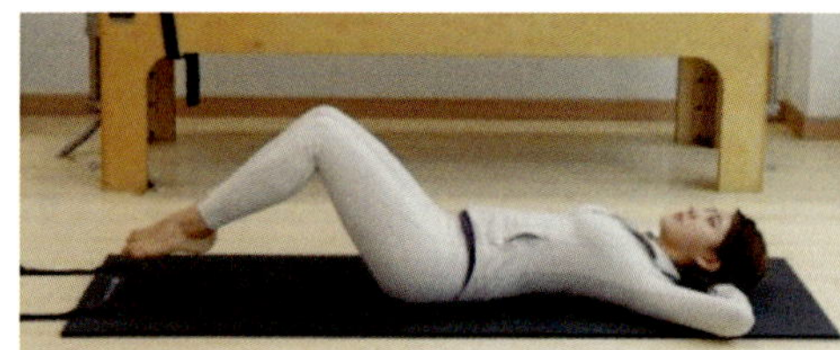

1

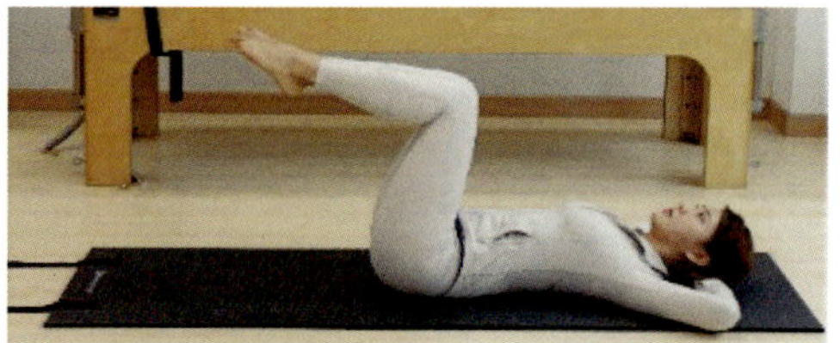

2

[동작 순서]

① 다리는 산 모양으로 세우고 누워 양손을 머리 뒤에 댄다.

② 테이블탑 자세로 다리를 들어올리고, 다시 원위치하는데 발끝이 매트에 닿지 않도록 하
   면서 다리를 들어올리고 내리기를 반복한다.

[주의 사항]

① 요추가 매트에서 떨어지지 않도록 눌러준다.

(3)

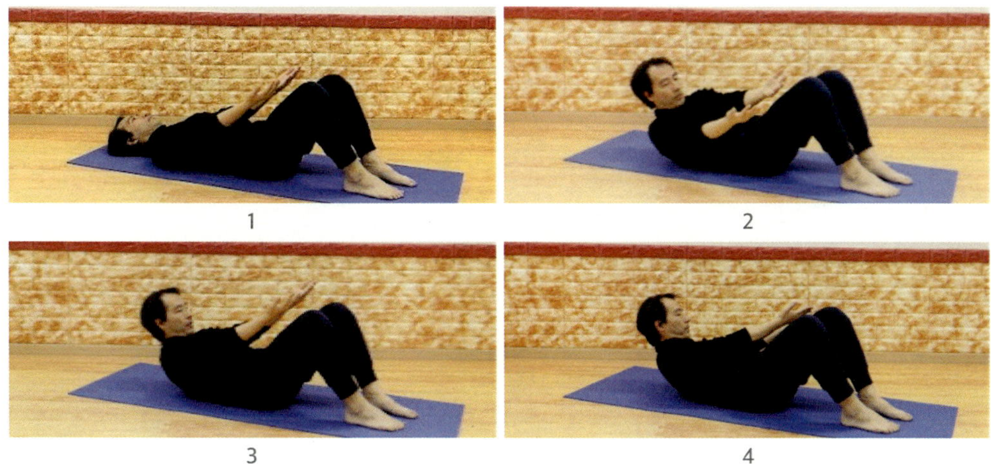

[동작 순서]

① 다리는 산 모양으로 세우고 누워 손바닥을 천장으로 하고 앞으로 뻗는다.

② 오른쪽으로 일어나고, 원위치, 왼쪽으로 일어나고 원위치, 정면으로 상체를 일으키고 원위치를 반복한다.

[부수적 효과]

① 숨을 내쉬는 힘을 강화한다. 호흡이 깊어지면 지방 분해가 잘된다. 복부에 자극을 주어서 내장 비만에 좋다.

[주의 사항]

① 복부 전체의 근육들을 자각하며 동작을 진행한다.

② 시선은 손끝을 바라본다.

25) 로잉

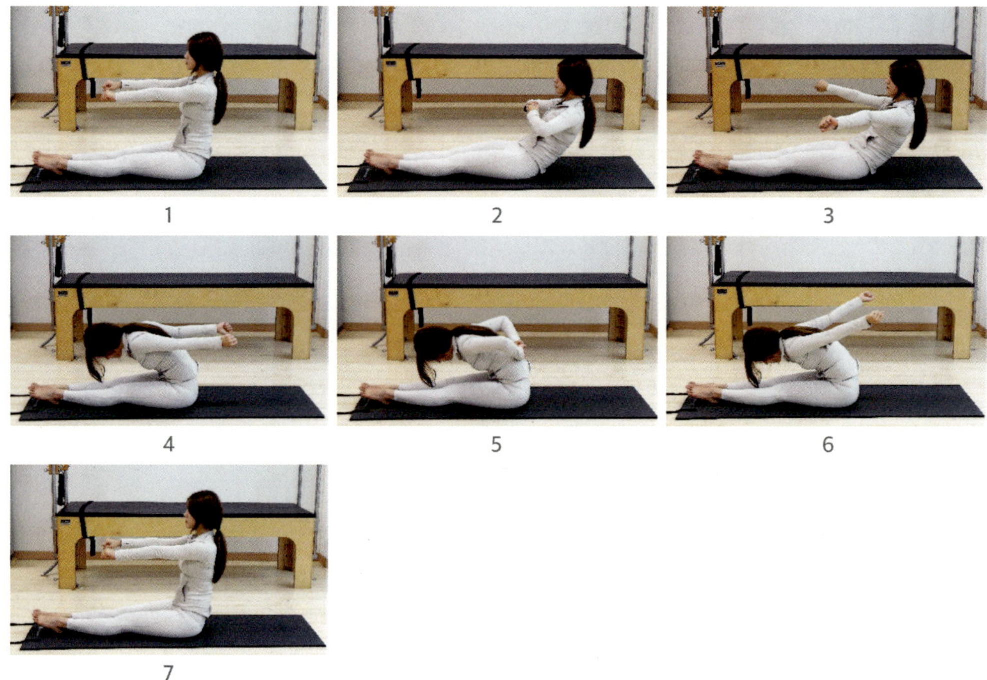

[동작 순서]

① 두 다리를 쭉 펴고 앉는다. 팔을 지면에 대하여 수평으로 뻗는다.

② 척추를 분절하여 둥그렇게 뒤로 기울인다. 두 손은 손바닥이 가슴을 향하고, 가슴 앞에 모은다.

③ 두 팔을 앞 대각선으로 뻗는다. 손바닥은 옆쪽을 향한다.

④ 다음에 신체를 앞으로 숙인다. 팔은 천천히 옆을 지나 뒤로 간다.

⑤ 두 팔을 등뒤에서 구부린다.

⑥ 다시 두 팔을 뒤로 펴고 위로 돌려서 처음의 시작 자세로 돌아오고 상체를 일으킨다.

[부수적 효과]

① 어깨의 가동 범위 향상

② 신체 전체의 리듬과 호흡을 숙지

① 롤 다운 할 때 복부를 깊숙이 넣어서 척추를 보호한다.

② 목이 너무 꺾이지 않도록 주의한다.

③ 일정한 속도로 동작을 진행한다.

26) 복부 이완

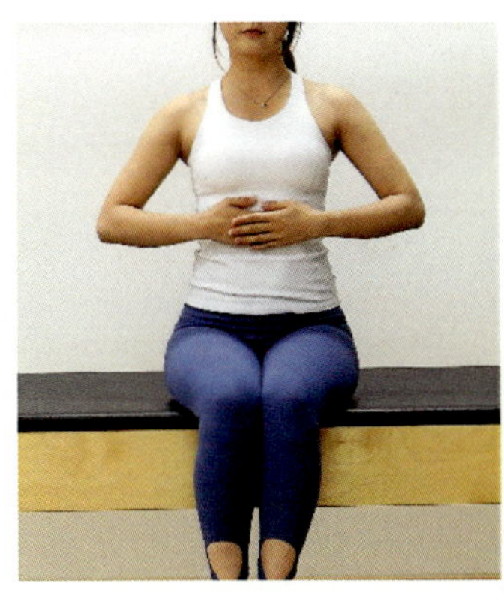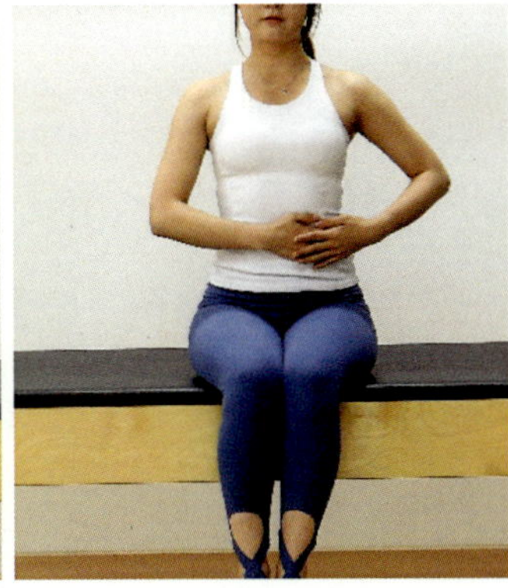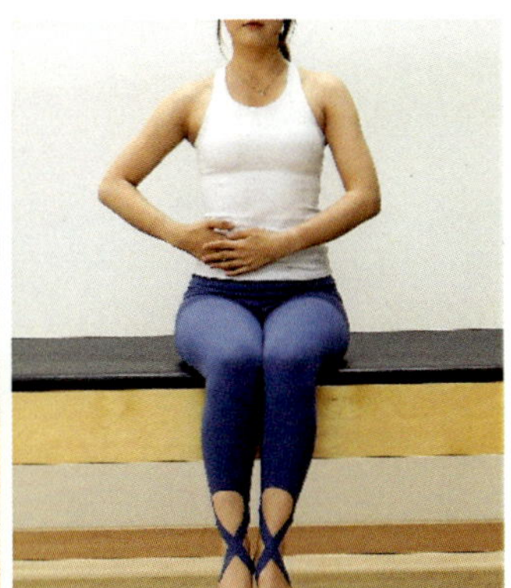

복부는 근육만 있는 것이 아니라 그 안에 내장이 들어있다. 내장이 편안해야 복부의 지방 분해가 잘된다. 복부 이완은 두 손을 배에 대고 마사지를 해서 내장을 편안하게 하고, 지방 분해가 잘되는 환경을 만드는 것이다. 두 손을 따뜻하게 비벼서 배 위에 댄다. 시계방향으로 천천히 두 손바닥을 돌린다. 여러 번 반복한다. 시계방향으로 돌리는 것은 대장의 진행 방향대로 돌리는 것이다. 속이 불편하거나 복부 운동 후 이완을 필요로 할 때 이러한 마사지를 진행한다.

04. 옆구리

에스라인·복사근·러브핸들 제거

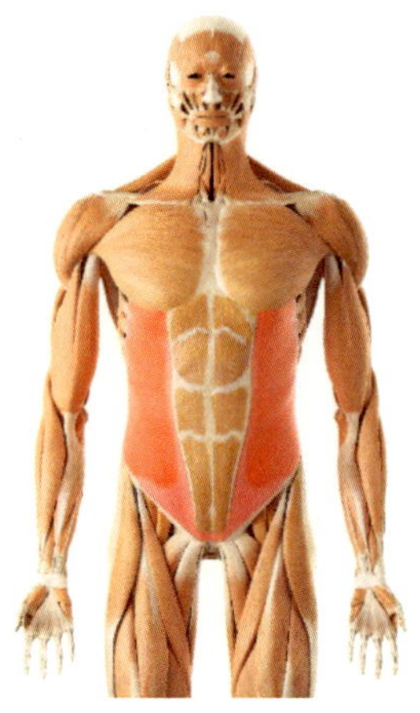

1) 척추 회전

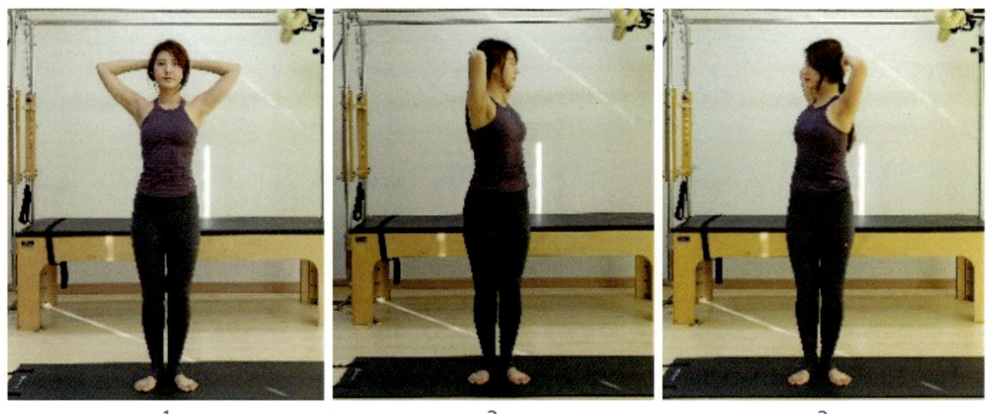

1   2   3

[동작 순서]

① 바르게 서서 머리 뒤로 양 손으로 감싸고 척추를 길게 늘린다.

② 왼쪽 복사근을 수축하며 회전한다. 원위치 한다.

③ 천천히 오른쪽 복사근을 수축하며 회전한다. 원위치. 반복.

[부수적 효과]

① 척추의 회전 능력 향상

② 겨드랑이 림프절의 순환

2) 크리스크로스

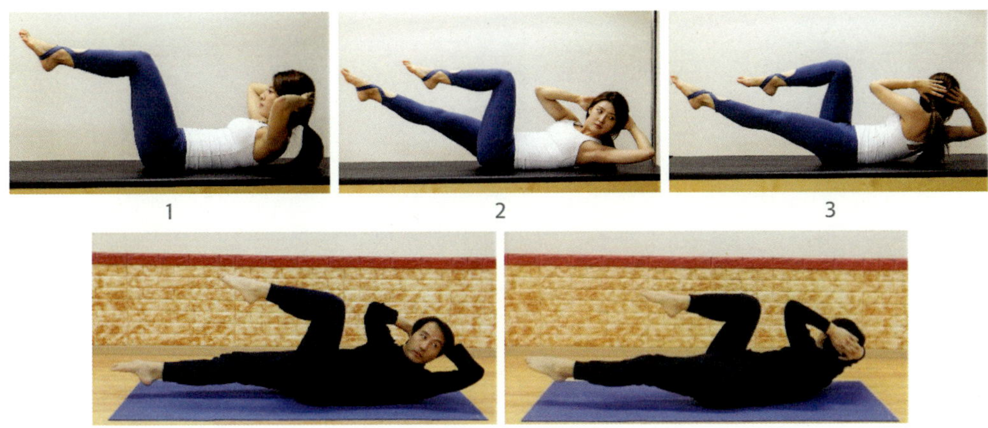

[동작 순서]

① 상체를 일으키고 머리 뒤에 깍지를 댄다.

② 한쪽 다리를 펴고 한쪽 무릎을 구부린다. 팔꿈치를 반대쪽 무릎으로 가져간다.

③ 다시 반대쪽 팔꿈치를 반대쪽 무릎으로 향한다.

다리가 지면에 가까울수록 더 어렵다.

[주의 사항]

① 충분히 복사근을 사용하기 위해서는 몸통을 완전히 회전해야 한다.

② 시선은 뒤쪽과 옆쪽의 사선 방향을 본다.

③ 골반과 요추가 흔들리지 않도록 한다.

3) 반대 팔, 반대 다리 만나기

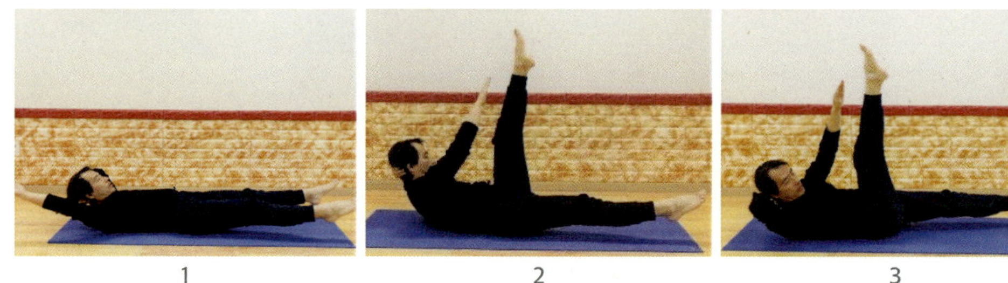

[동작 순서]

① 누운 상태에서 다리를 공중에 브이 모양으로 벌린다. 한 팔은 머리 뒤, 다른 한 팔은 만세를 한다.

② 먼저 오른팔과 왼다리가 상체를 일으켜서 만난다.

③ 왼팔과 오른다리가 상체를 일으켜서 만난다.

[부수적 효과]

① 장요근의 강화

4) 사이드라잉 복사근

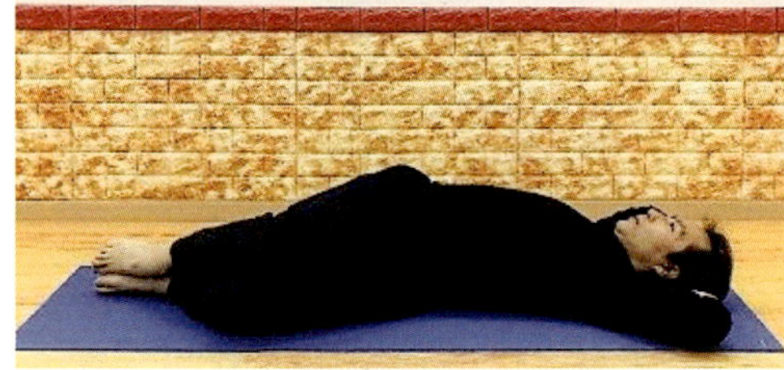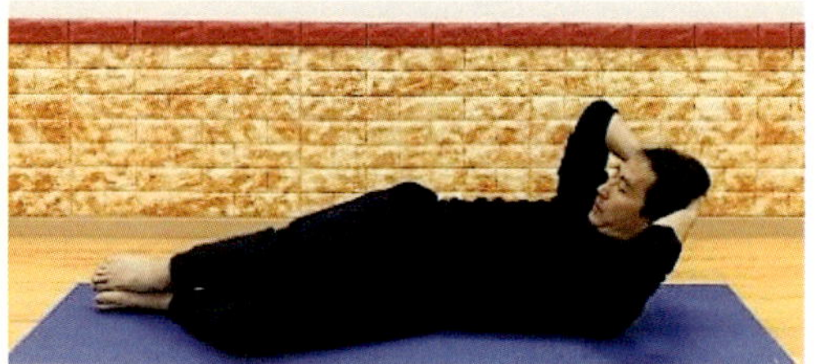

[동작 순서]

① 옆으로 누운 자세에서 상체는 회전하여 하늘을 본다.

② 복사근의 힘으로 일어난다. 눕고 일어나기를 반복한다.

반대쪽을 행한다.

[주의 사항]

① 목의 힘이 아닌 복사근의 힘으로 일어난다.

② 두 무릎이 떨어지지 않게 한다.

③ 하체를 단단히 고정한다.

5) 사이드 트위스트

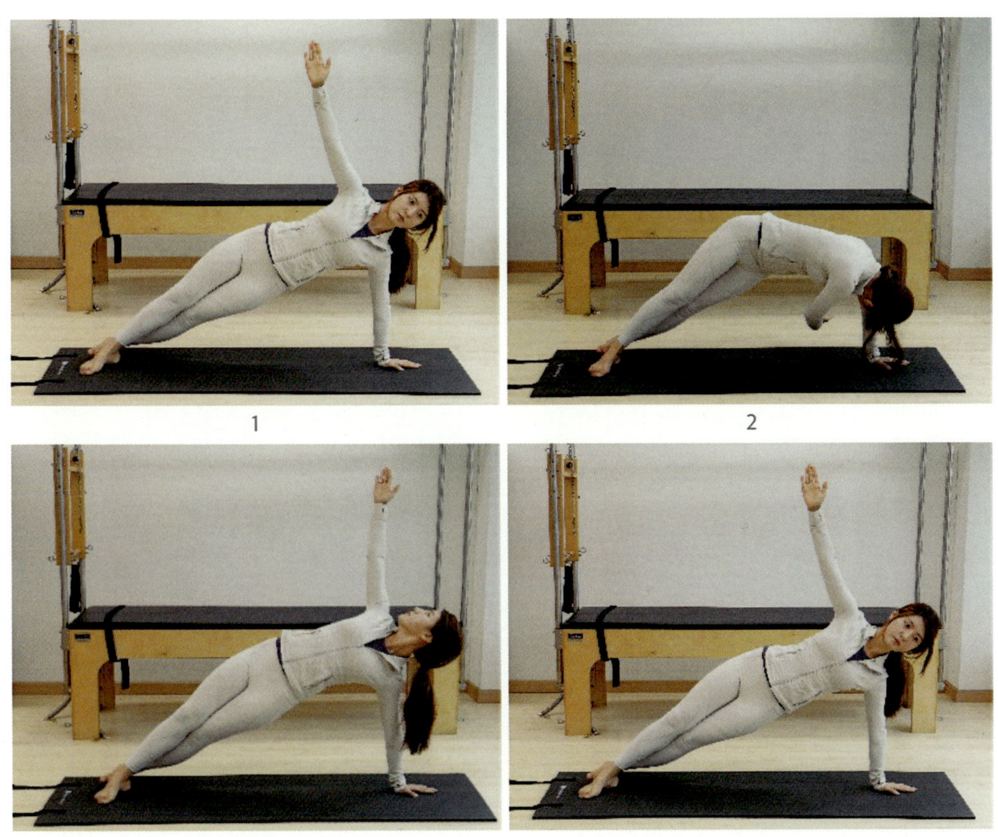

[동작 순서]

① 한 팔에 몸을 지탱하고 일어난다. 지면에 가까운 복사근이 수축해서 운동을 하게 된다.

② 숨을 마시고 내쉬면서 몸통을 회전해서 팔이 팔과 몸통 공간 사이로 들어간다.

③ 원위치로 돌아가고 시선은 손끝을 따라가며 반복한다.

④ 시작 자세로 돌아온다.

반대쪽을 진행한다.

[부수적 효과]

① 신체 옆면 근육의 강화

② 척추의 회전근 강화

③ 어깨 관절의 강화

④ 팔목 근육 안정근의 강화

[주의 사항]

① 팔로 바닥을 지지할 때 팔 관절의 중심을 잘 파악해서 관절이 틀어지지 않도록 주의한다.

② 골반이 아래로 떨어지지 않게 일직선으로 끌어올려 유지한다.

③ 팔꿈치가 과신전* 되지 않게 한다.

④ 척추가 먼저 회전하고 팔이 따라간다.

⑤ 몸의 흔들림을 최소화하고 단단히 고정한다.

⑥ 어깨 관절에 이상이 있는 자는 금한다.

*과신전: 가동 범위보다 관절 뒤로 더 꺾인 모양

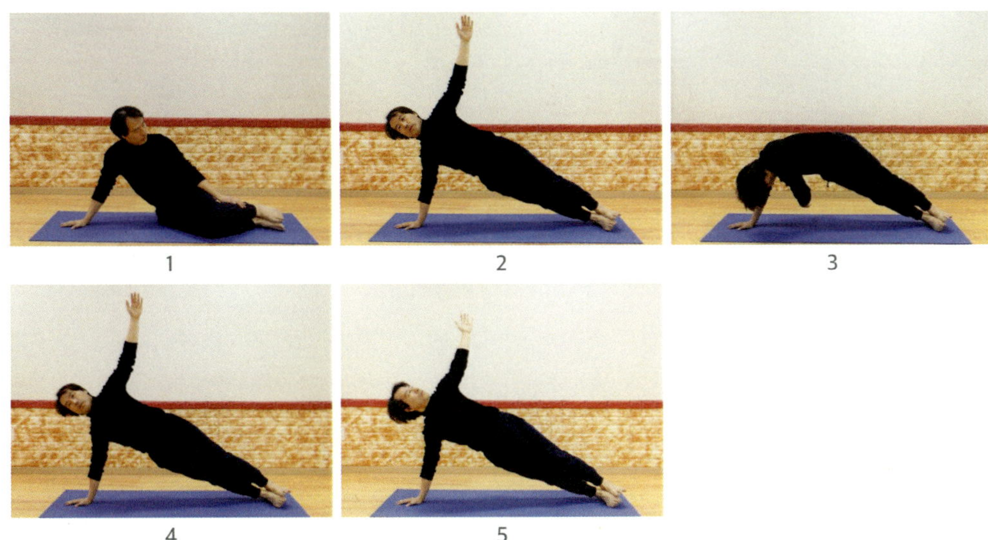

위의 동작이 잘되면 더 어렵게 한다. 두 발을 포개면 바닥과 발이 닿은 면적이 더 좁아진다. 조금 더 균형을 잘 잡을 필요가 있다. 균형을 잡기 위해서 코어 근육을 더 사용하고 팔을 하늘로 보낼 때 가동범위를 더 크게 움직인다. 넘어지지 않도록 균형을 잡는다. 반복한다.

6) 네발 자세 복사근

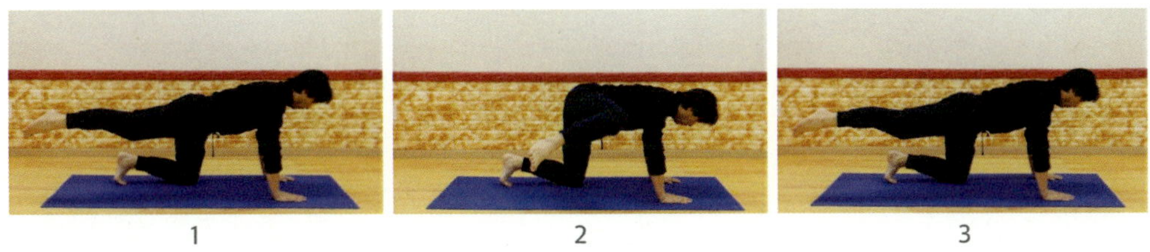

[동작 순서]

① 네발 자세에서 한쪽 다리를 뒤로 쭉 편다.

② 다리를 수평으로 무릎을 구부리면서 허리 옆으로 당긴다.

③ 다시 뒤로 편다.

반복한다. 다음은 반대 다리를 행한다.

[부수적 효과]

① 어깨 안정근 강화

② 고관절과 엉덩이 대둔근, 중둔근 운동

[주의 사항]

① 상체는 고정하고 하체에서 움직임이 일어난다.

② 확실하게 복사근을 수축해야 운동의 효과가 향상된다.

③ 요추가 전만*되지 않도록 배를 수축해서 허리를 안정시킨다.

④ 척추를 신장한다.

*요추전만: 요추가 정상보다 앞으로 꺾임.

7) 바나나

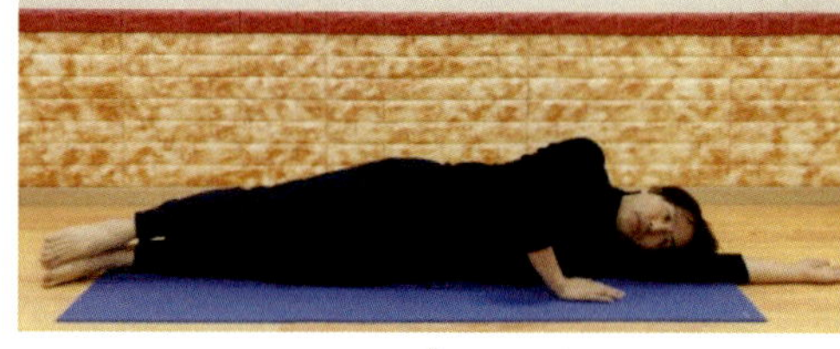 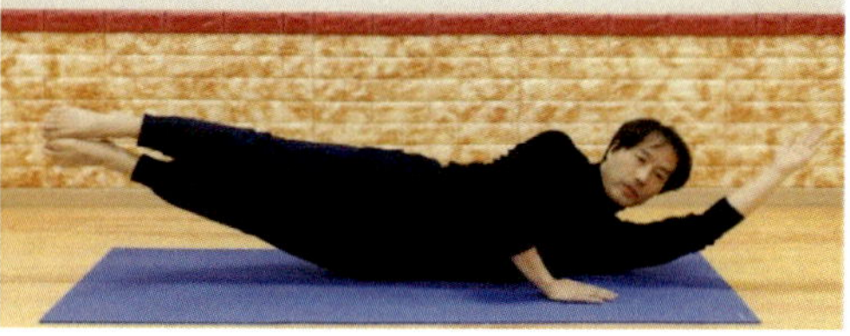

1   2

[동작 순서]

① 옆으로 일직선으로 눕고 윗 팔은 가슴 앞에 바닥을 지지한다.

② 상체와 하체를 일으킨다.

반대쪽도 진행한다.

[부수적 효과]

① 약한 쪽의 근육을 발달시켜 척추 측만 해소에 도움을 준다.

② 광배근, 흉쇄유돌근, 복사근, 중둔근, 장경인대의 강화

③ 균형 감각 발달

① 상체와 하체가 앞으로 찌그러지면서 굴곡되지 않는다.

② 배와 허리에 동일한 힘을 주어 앞뒤로 넘어지지 않도록 한다.

③ 팔과 척추와 다리는 최대한 늘려서 신장시키고 굴곡한다.

05. 엉덩이

그림의 빨간색이 대둔근이다. 고관절을 뒤로 신전하는 근육이다. 그러므로 고관절의 신전 운동을 반복한다. 대둔근에 의한 고관절 신전이 아니라 요방형근*에 의한 신전을 해서는 안 된다.

*요방형근: 허리근육

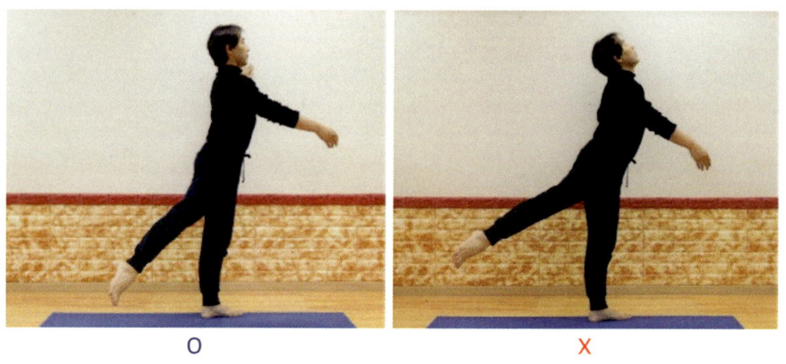

[대둔근 신전 서기 잘못과 바름]

대둔근 운동을 할 때는 고관절을 뒤로 신전하는 동작을 한다. 그런데 많은 사람들이 대둔근을 사용하지 않고 허리 근육을 사용하거나 척추를 뒤로 신전하면서 하는 경우가 있다. 그렇게 되면 대둔근을 강화하는 것이 아니다. 잘못된 동작을 반복하면 허리에 문제가 생길 수 있다.

[대둔근 신전 네발 잘못과 바름]

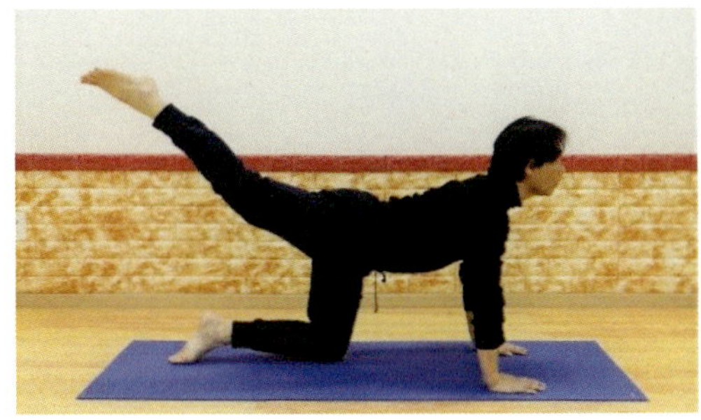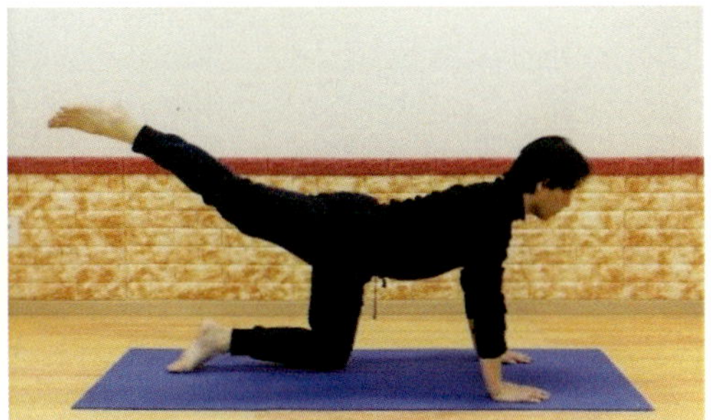

마찬가지로 네발 자세에서 할 때도 왼쪽은 대둔근을 사용하는 것이 아니라, 허리 근육이나 척추기립근을 사용하게 되면 허리에 문제가 생길 수 있다. 오른쪽처럼 대둔근만으로 올릴 때 정확히 대둔근이 단련되어서 엉덩이가 아름답게 된다.

1) 다리 들기

해당 자세에서 다리를 들어올리고 내리기를 반복하면서 대둔근을 수축한다.

① 엎드리기

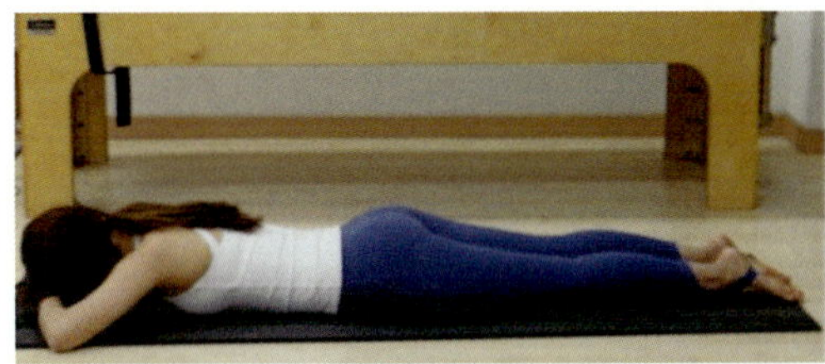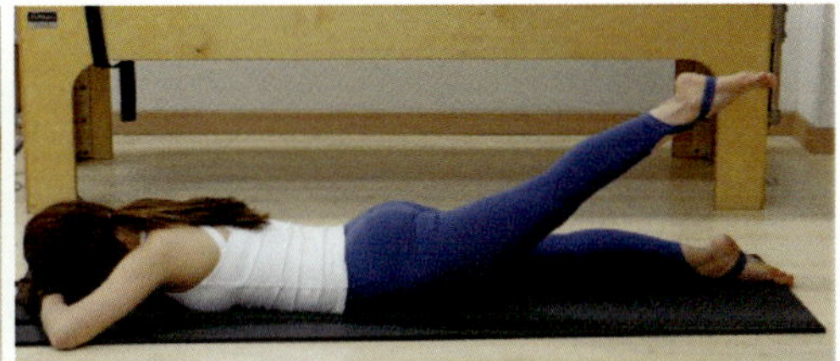

② 기구 이용

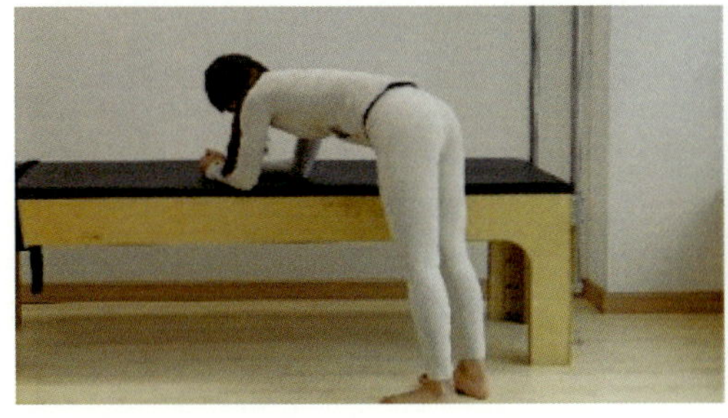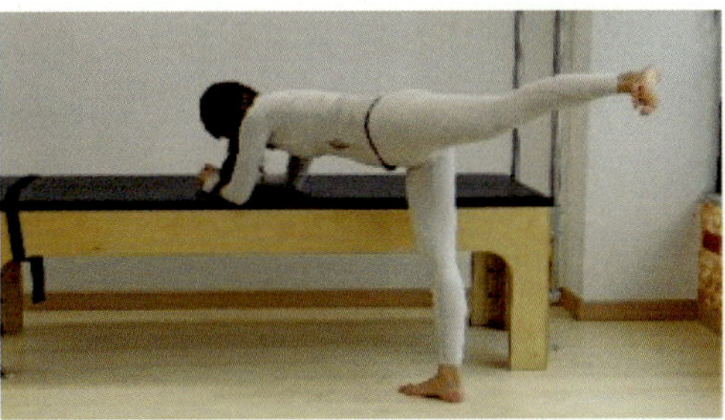

③ 네발 자세

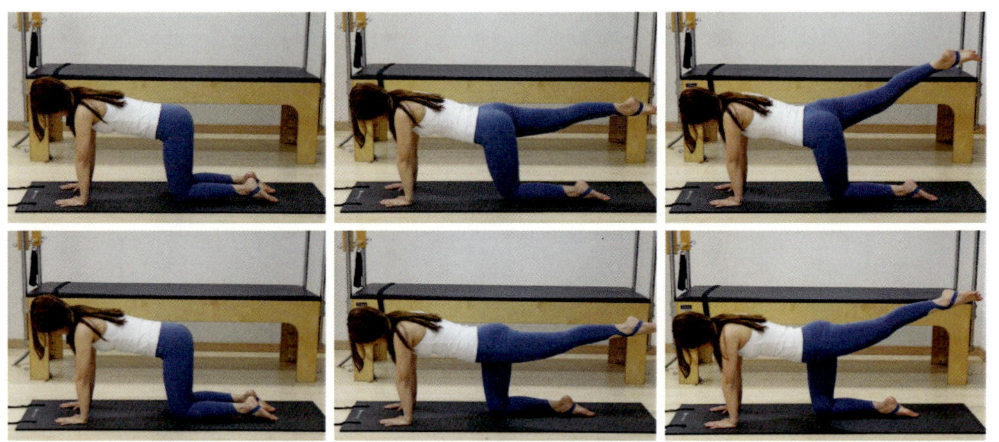

④ 팔꿈치 네발 자세

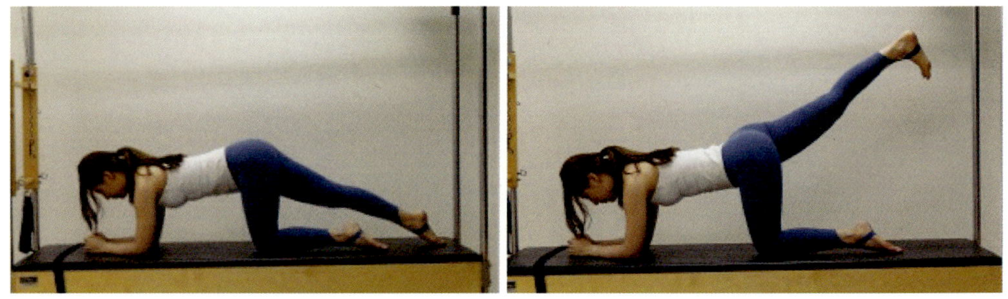

⑤ 엘리펀트

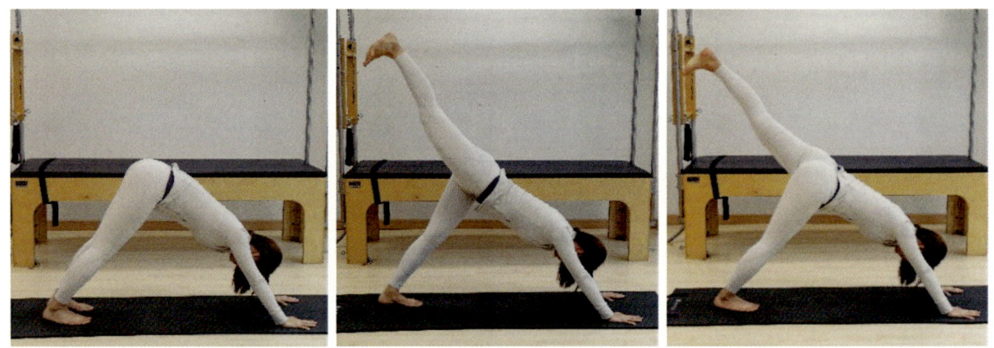

⑥ 플랭크

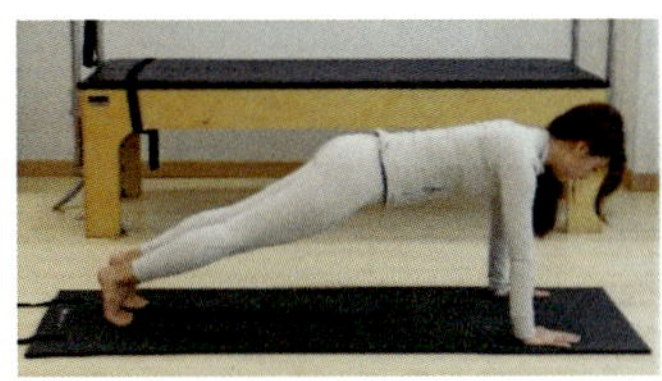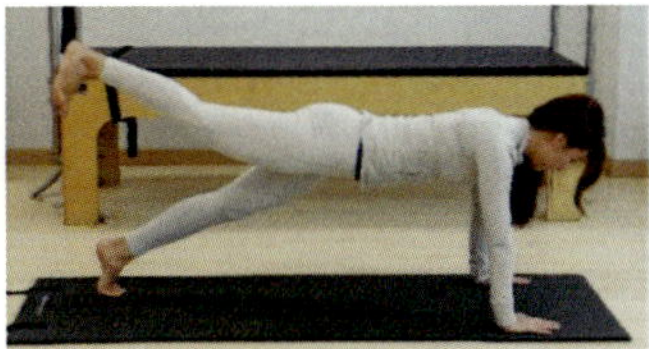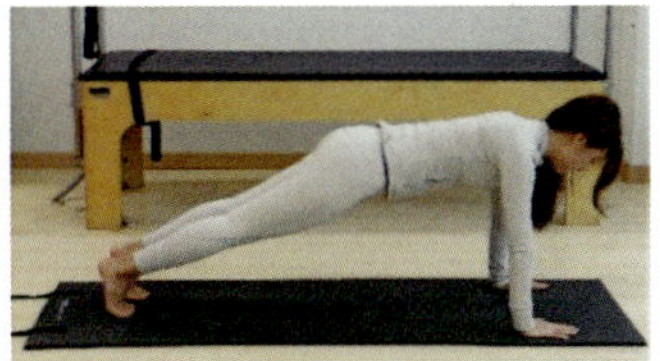

2) 싱글 레그 킥

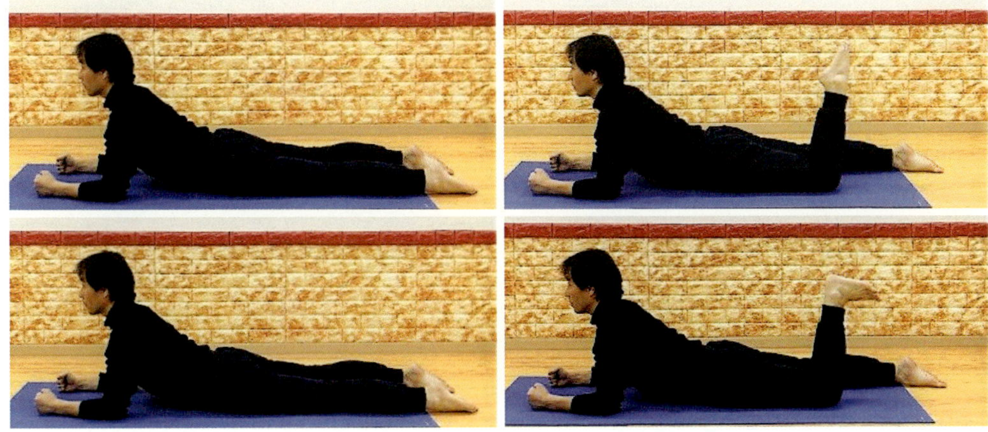

[동작 순서]

① 엎드린 자세에서 상체를 들어 올린다. 두 팔꿈치를 구부려 매트를 누른다.

② 한쪽 무릎을 구부린다.

무릎을 구부리고 펼 때, 발목을 펴고 하기도 하고, 구부리고 하기도 한다. 반대쪽을 행한다.

[부수적 효과]

① 햄스트링 강화

② 복횡근 수축 강화

③ 흉추 신전력

① 요추가 전만되지 않도록 한다. 요추가 과도하게 꺾이지 않기 위해서는 복부를 충분히 집

　어넣어야 한다.

② 골반이 움직이지 않도록 한다.

3) 더블레그킥

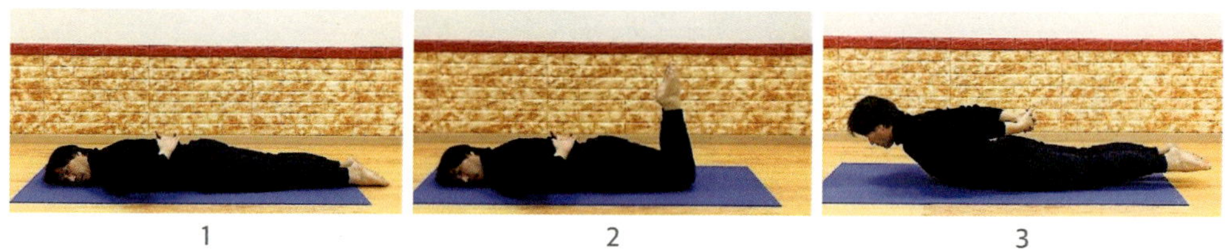

[동작 순서]

① 머리를 한쪽으로 돌려서 매트에 대고 엎드린다. 두 손은 등 뒤에서 깍지를 껴서 바짝 윗

　등으로 올린다. 다리는 서로 가지런히 모아서 뻗어서 준비한다.

② 무릎을 한번 또는 두 번을 구부린다. 다리를 펴고

③ 상체와 하체를 동시에 들면서 팔도 뒤로 뻗는다.

다음에는 고개를 반대로 돌리고 위와 같은 동작을 반복한다.

[부수적 효과]

① 햄스트링 강화

② 척추기립근을 강화하여 뒷태를 아름답게 한다.

③ 경추의 좌우회전능력 강화

④ 척추의 신전능력 강화

⑤ 어깨관절과 견갑골의 뒤쪽 가동범위의 증가

⑥ 복부와 가슴의 스트레칭

4) 닐링사이드킥

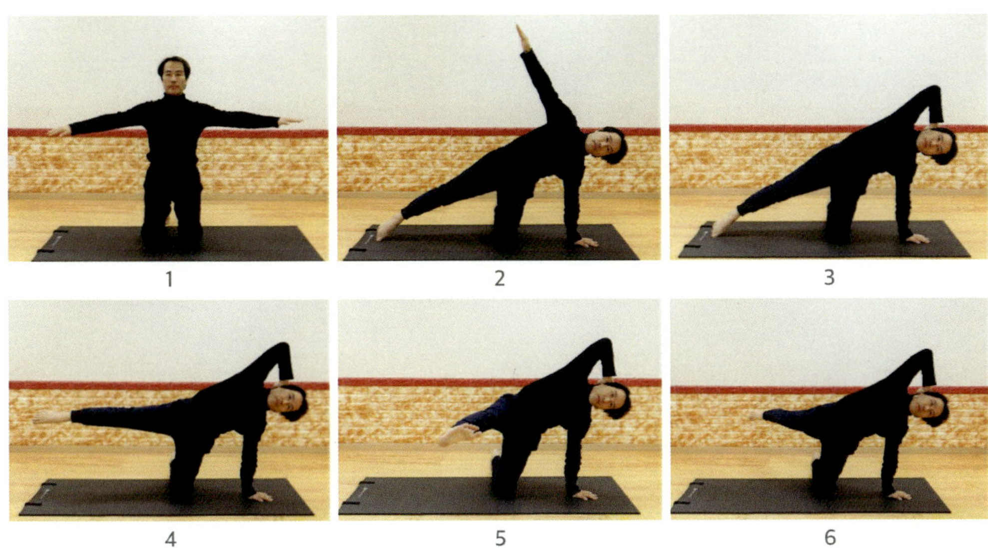

[동작 순서]

① 고관절 넓이로 무릎을 벌리고 무릎을 매트에 댄다. 양팔은 좌우로 벌린다.

② 한쪽으로 몸을 그대로 기울여, 한쪽 바닥에 매트를 지지

③ 머리 뒤로 손을 댄다.

④ 다리를 들어 올린다.

⑤ 앞으로 구부린다. 이때는 장요근과 복직근을 사용하게 된다.

⑥ 뒤로 다리를 보낸다. 대둔근을 사용하게 된다.

[부수적 효과]

① 고관절의 굴곡(장요근)과 신전(햄스트링과 대둔근)의 발달

② 들어올리고 있는 것의 유지는 허벅지 옆의 중둔근을 단련

[주의 사항]

① 몸통이 흔들리지 않는다.

② 몸이 앞이나 뒤로 기울어지지 않도록 한다.

5) 콘트롤 밸런스

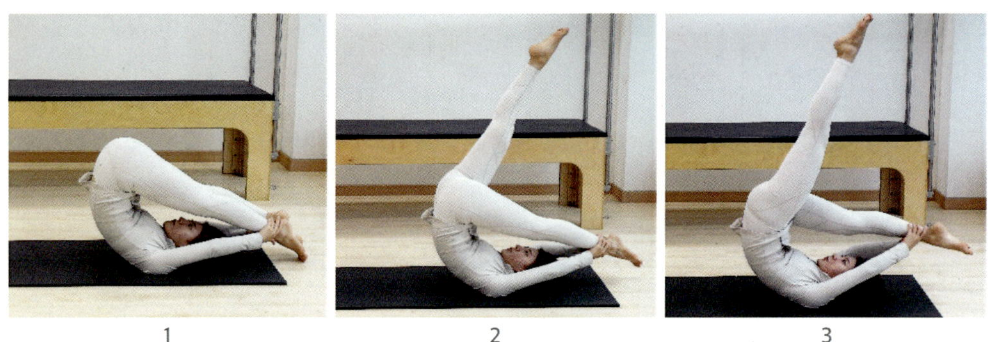

[동작 순서]

사진은 없는데, 롤오버로 넘어가서, 조심스럽게 팔을 옆으로 해서 머리 위로 돌린다. 이때 등으로 균형을 잘 잡아서 자세를 유지해야 한다.

① 다리를 머리 뒤로 보내고, 두 손으로 한 다리 발목을 잡는다.

② 두 손으로 발목을 잘 잡고, 한 다리를 하늘로 보낸다.

③ 다리를 바꾼다. 반복.

[부수적 효과]

① 척추의 신장과 분절 능력 향상

② 코어 강화

③ 신체의 균형 감각 발달

[주의 사항]

① 경추에 문제가 있는 사람은 금한다.

6) 사이드킥

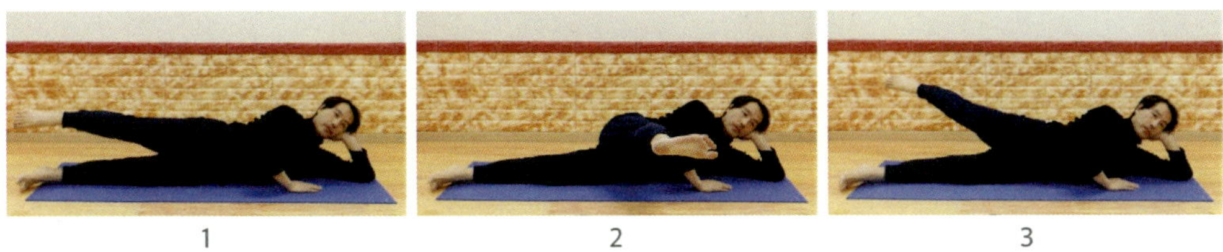

[동작 순서]

① 옆으로 누워서 윗다리를 든다.

② 앞으로 찬다.

③ 뒤로 찬다.

[부수적 효과]

① 장요근의 발달

② 중둔근 발달

③ 허벅지 안쪽 근육의 발달

[주의 사항]

① 다리를 뒤로 찰 때 허리가 과전만 되지 않도록 코어를 잘 잡는다.

② 다리를 앞으로 찰 때 상체를 숙이는 경향이 있다. 상체는 고정시키고 장요근만의 힘으
　로 앞으로 굴곡한다.

[응용 동작]

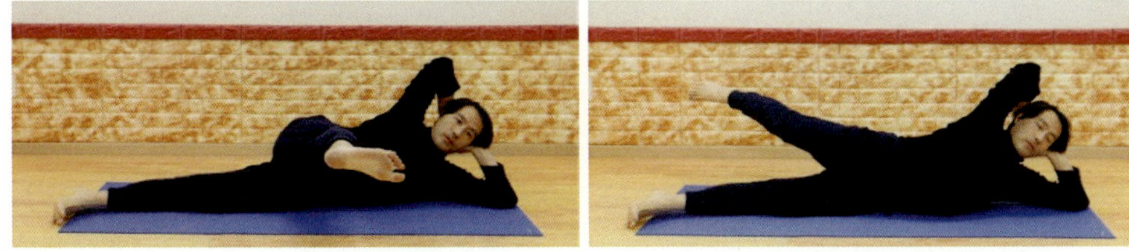

이번에는 두 손으로 머리 뒤에 대고 한다. 이렇게 하면 지면과 만나는 신체가 좁아지기 때
문에 균형 잡기가 어렵게 된다. 그러면서 더욱 코어를 사용하게 된다.

7) 브리징

① 엉덩이를 들었다 내렸다 반복.

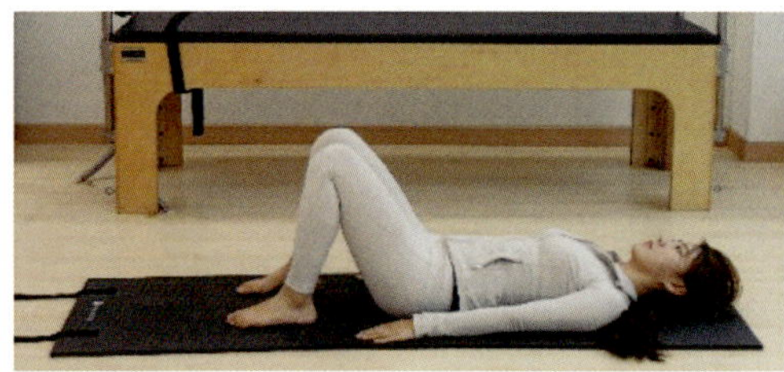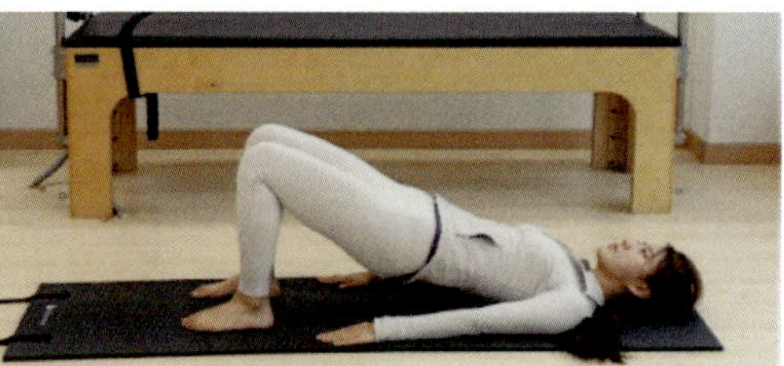

② 브리징 상태에서 다리를 수직으로 들어올리고 엉덩이를 들었다 내렸다 반복.

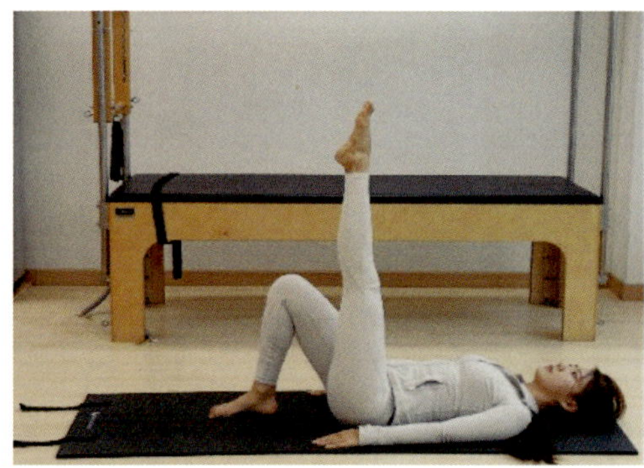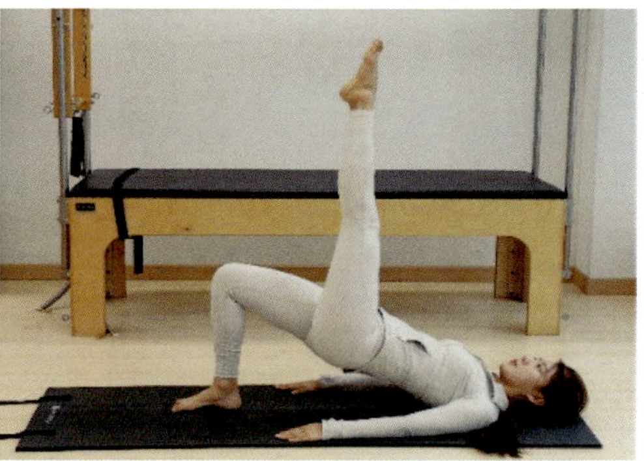

③ 다리를 대각선으로 뻗고, 엉덩이를 들었다 내렸다 반복.

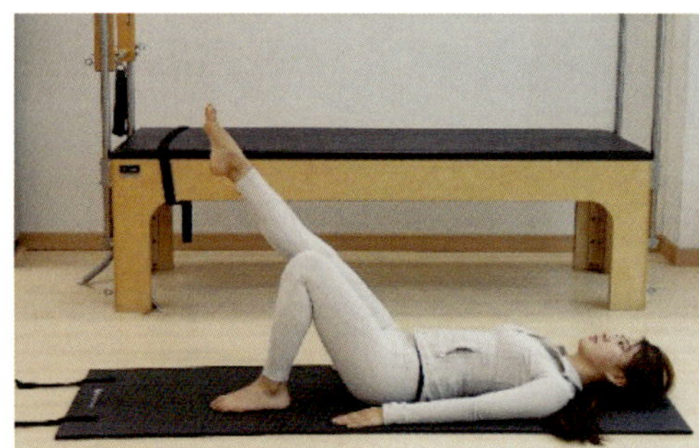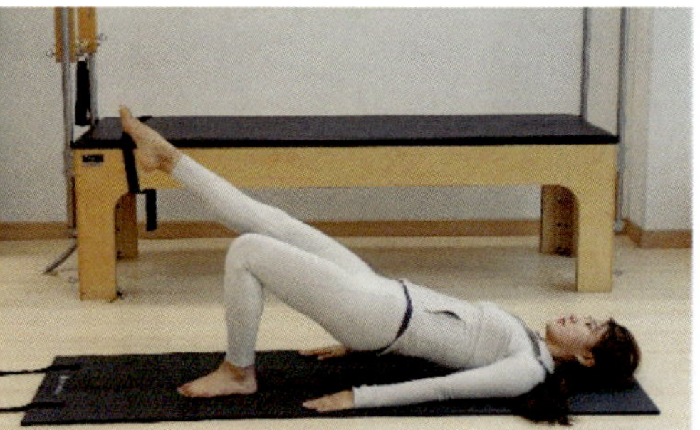

④ 쇼울더 브리지: 브리지로 엉덩이를 든 다음에, 한 다리를 쭉 펴고 브리지 자세를 유지하
  면서 다리를 내리고 올리기를 반복한다.

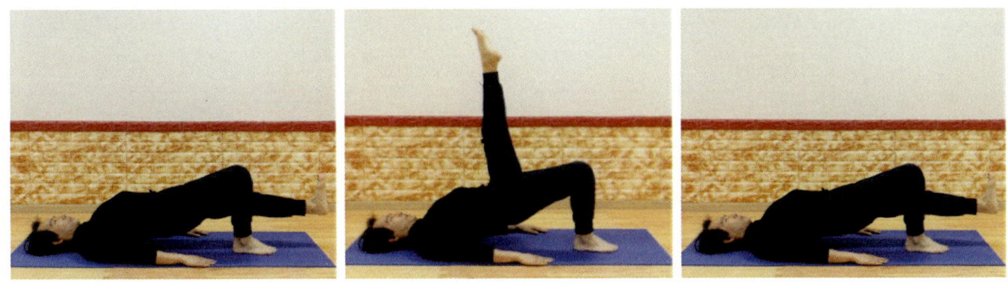

8) 잭나이프

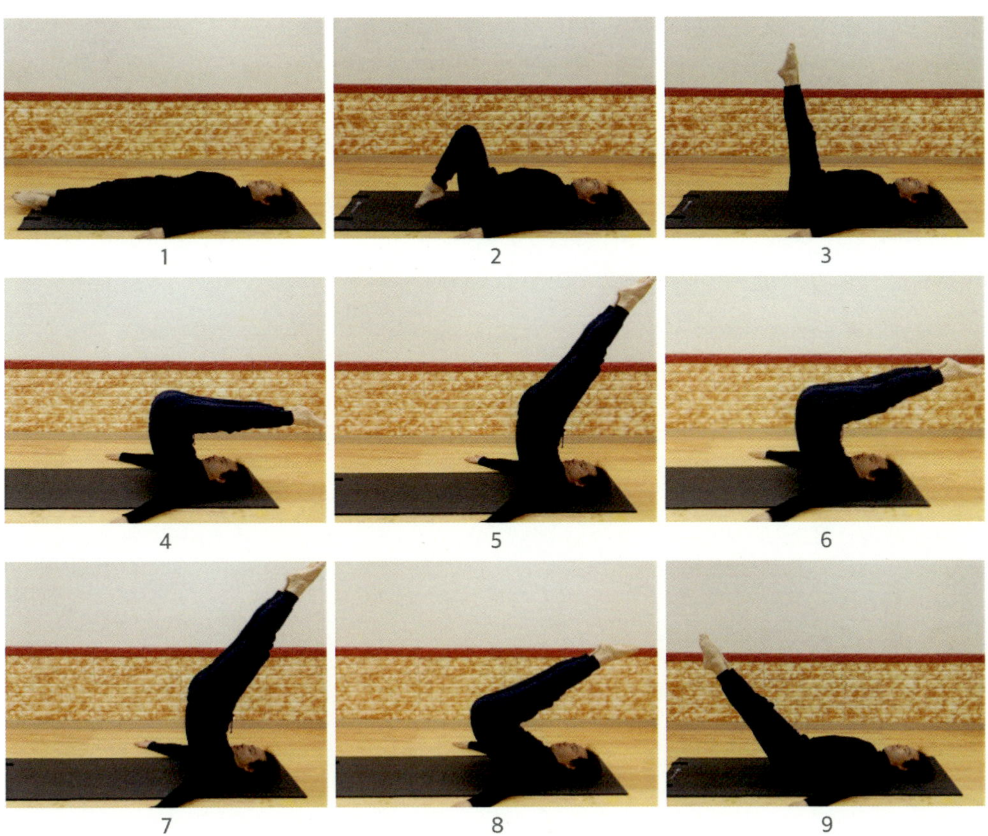

다리를 머리 뒤로 보낸 다음에, 그 다리를 하늘로 향해 뻗는다. 이때 대둔근을 사용한다.
반복하고 돌아온다.

[동작 순서]

① 바르게 눕는다.

② 발끝으로 매트를 쓸어 몸통 쪽으로 가져온다.

③ 뒤로 다리를 들어올린다.

④ 손바닥으로 매트를 누르고 두 다리를 머리 뒤로 보낸다.

⑤ 위로 들어올린다.

⑥ 다시 지면과 수평이 되게 내린다.

⑦ 위로 들어올린다. 올리고 내리기를 반복한다.

⑧ 척추를 분절하면서 원위치로 돌아온다.

[부수적 효과]

③ 척추의 신전 능력 강화

④ 코어근육의 강력한 발달

[주의 사항]

① 어깨로 경추를 누르지 않는다.

② 귓불과 어깨가 멀어지게 한다.

③ 복횡근을 수축한다.

9) 다리 차올리기

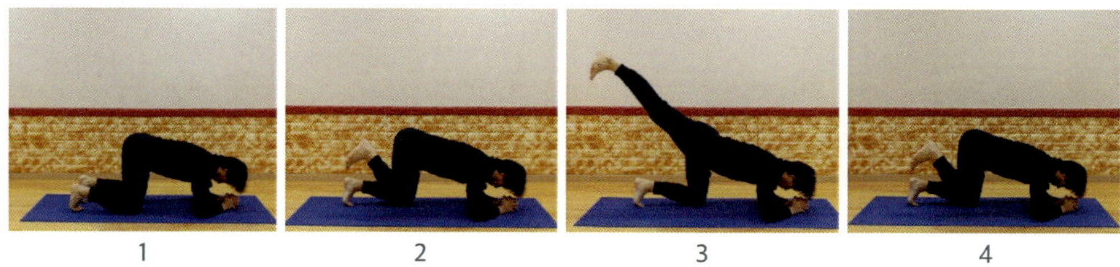

1   2   3   4

[동작 순서]

① 네발 자세에서 팔꿈치를 삼각형으로 해서 상체를 지탱한다.

② 한 다리를 무릎을 구부려서 들고,

③ 그 다리를 뒤로 위로 민다.

다시 무릎을 구부린다. 반복한다. 반대쪽 다리를 한다.

10) 잭래빗

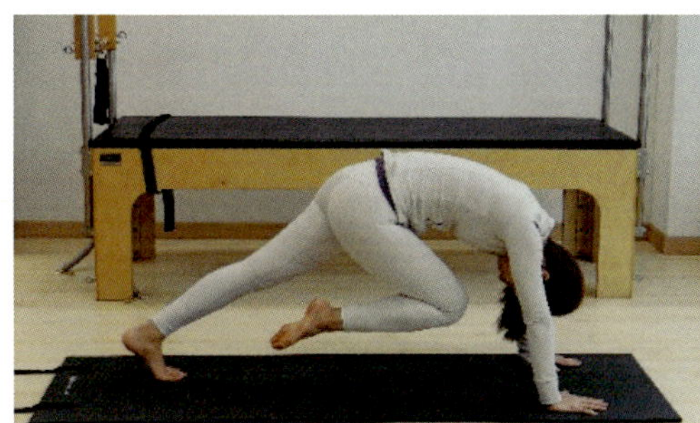
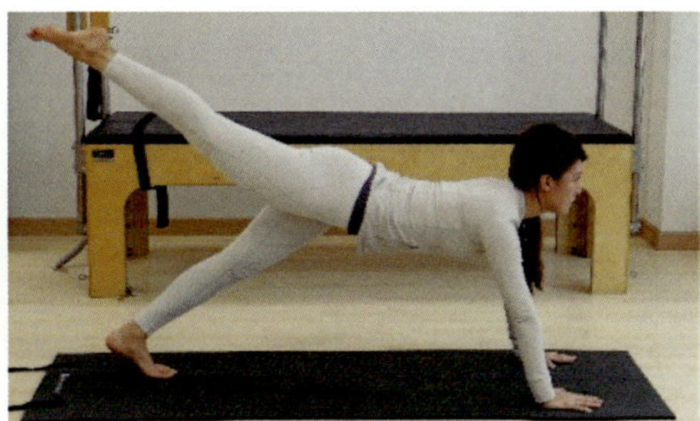

다리를 가슴 쪽으로 끌어당겼다가 뒤로 쭉 편다. 마치 토끼가 달리는 모양을 취한다.

11) 스콜피온

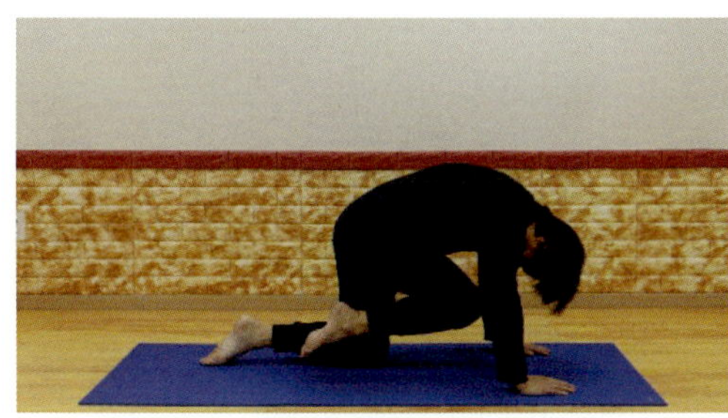
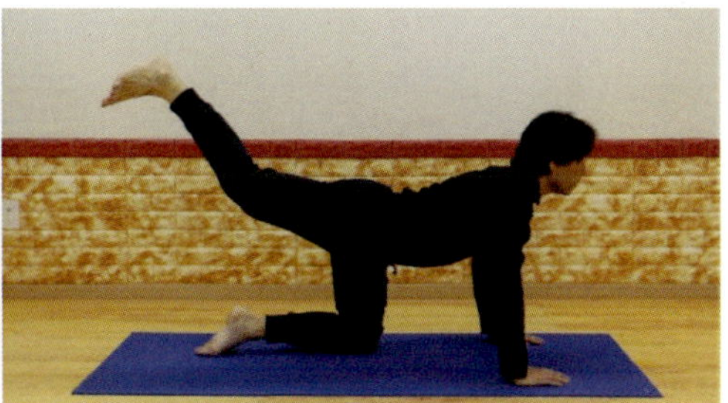

몸을 둥그렇게 했다가 다리를 뒤로 올린다. 전갈 모양이 된다.

12) 몸 앞으로 숙이고 일어나기

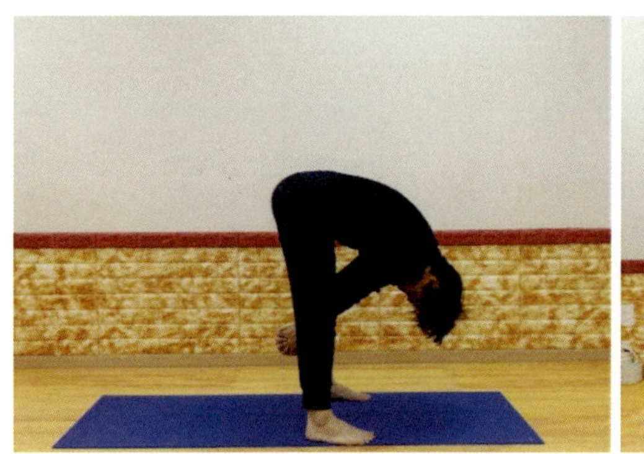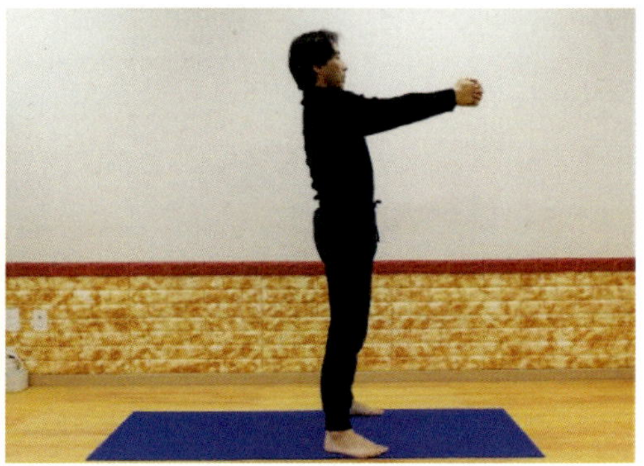

몸을 앞으로 숙였다가 일어나면서 팔을 앞으로 뻗고 엉덩이를 조인다.

06. 가슴

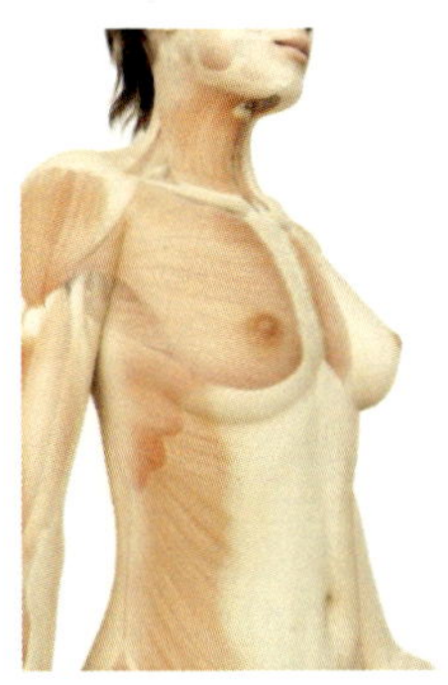

바스트 업

가슴의 대흉근을 강화한다.

1) 수평 내전, 외전

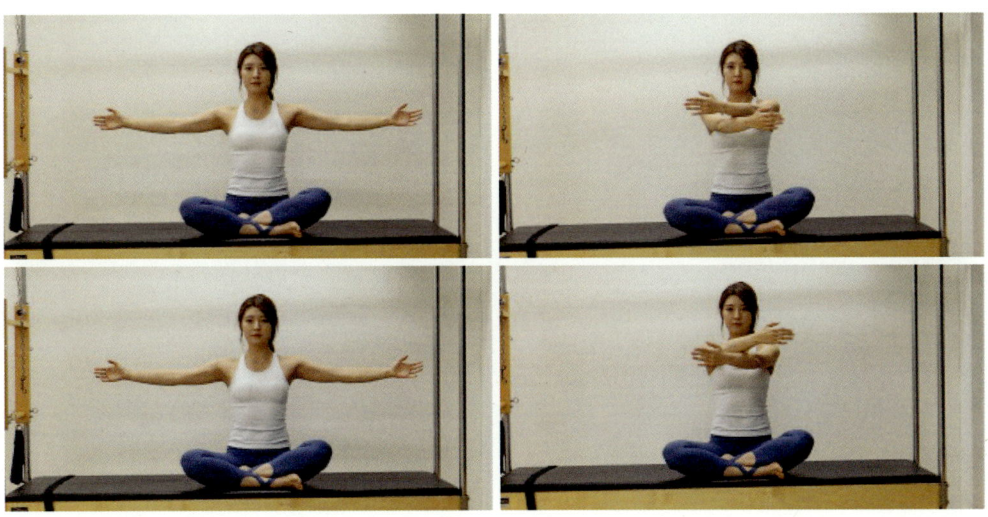

팔을 수평을 기준으로 앞으로 모은다. 다시 팔을 옆으로 펼치고 팔의 위치를 바꿔서 반복
한다.

2) 플랭크

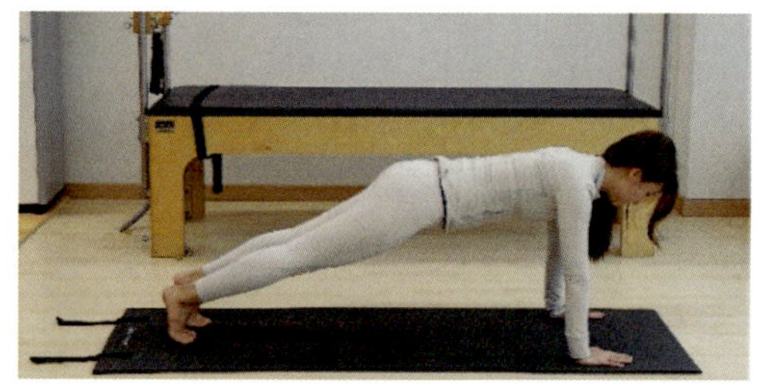

처음엔 30초에서 점점 버티는 시간을 늘린다.

3) 푸시업

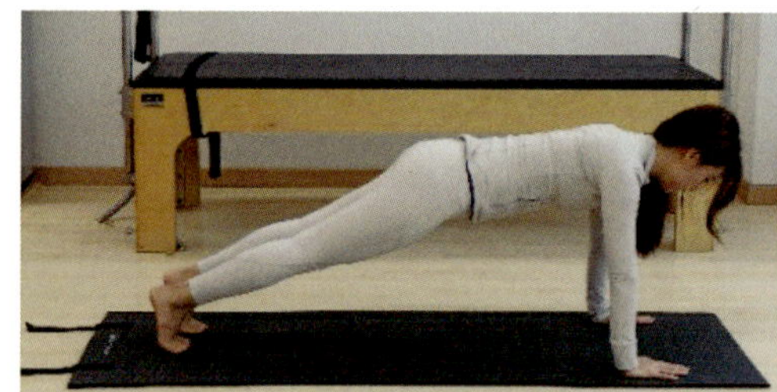
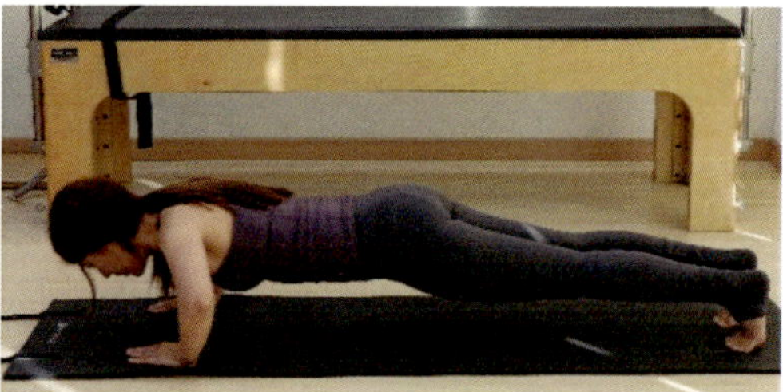

[응용동작]

① 초보자는 무릎을 대고 팔굽혀펴기를 한다.

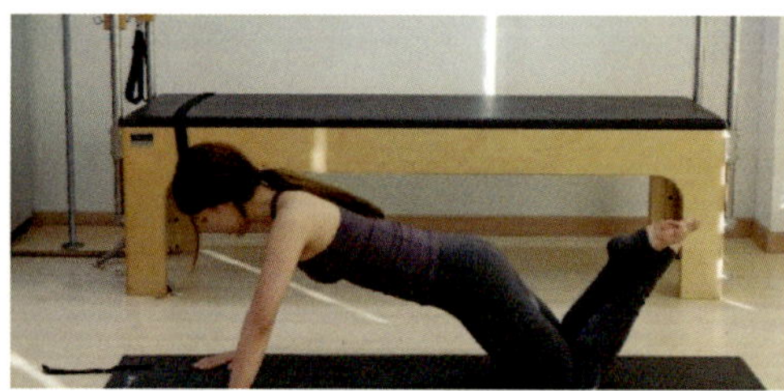
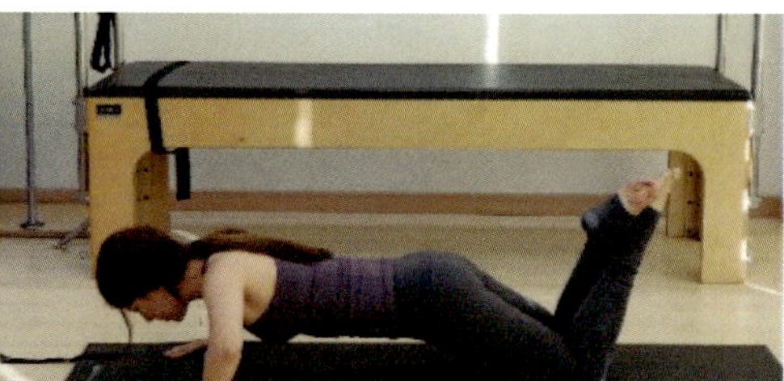

4) 팔 돌리기

팔을 크게 돌리는 것은 가슴의 근육을 자극하여 바스트 업에 좋다.

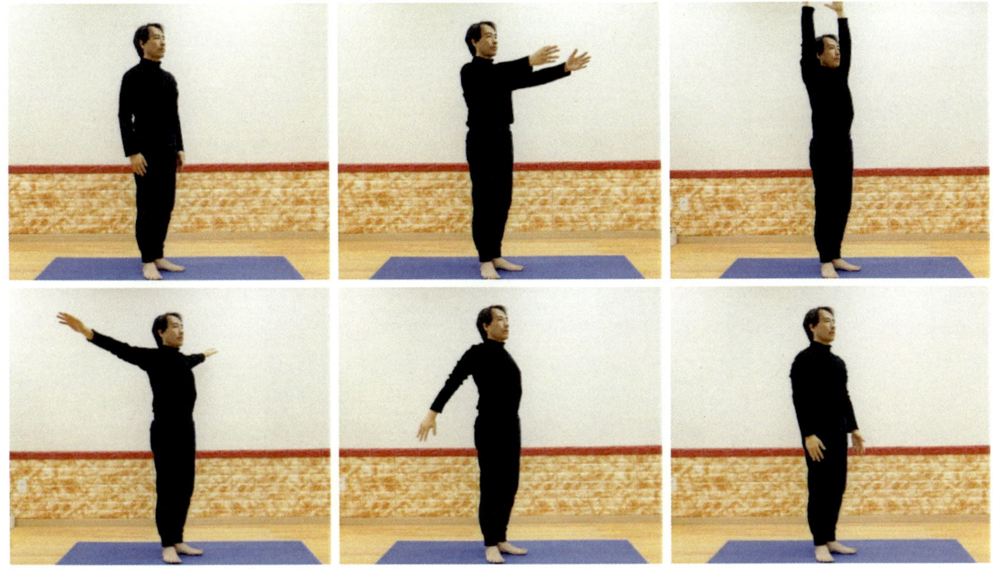

5) 가슴 펴고 모으기

손가락을 뒤로해서 머리 옆에 두고, 가슴을 활짝 펴고, 다시 앞으로 웅크리는 동작을 반복.

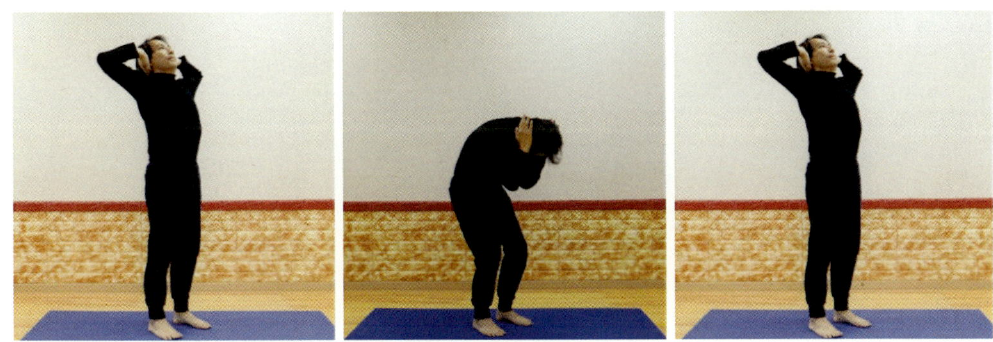

07. 팔뚝살

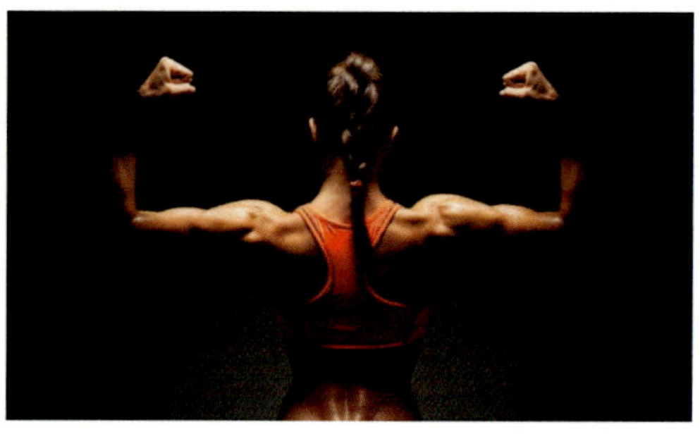

삼두근 운동을 주로 한다. 팔꿈치를 펴는 근육이 삼두근이다.

1) 역플랭크 팔굽혀펴기

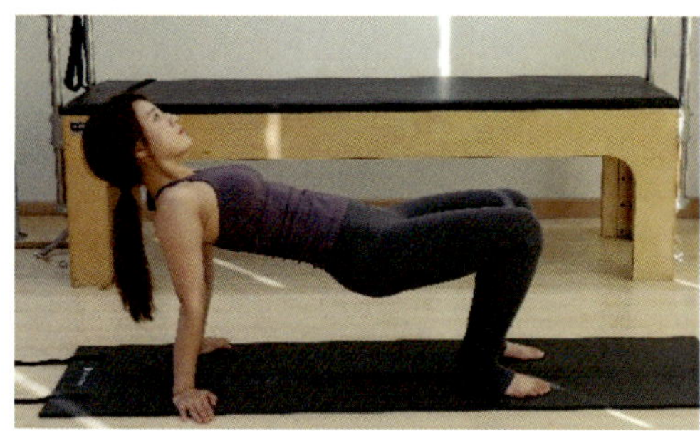 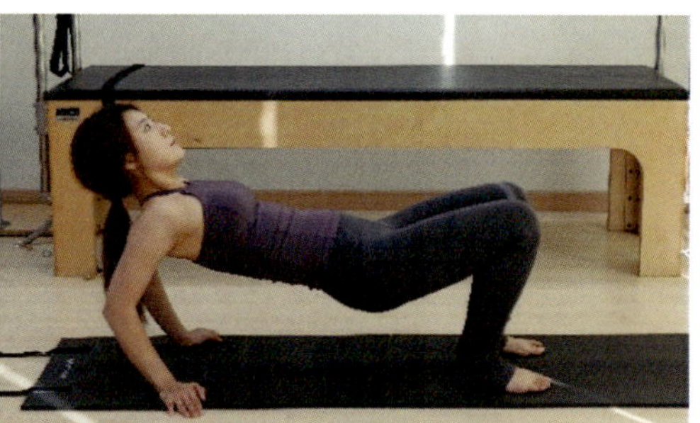

역으로 플랭크 자세를 취한 뒤 팔꿈치를 접고 편다.

2) 푸시업

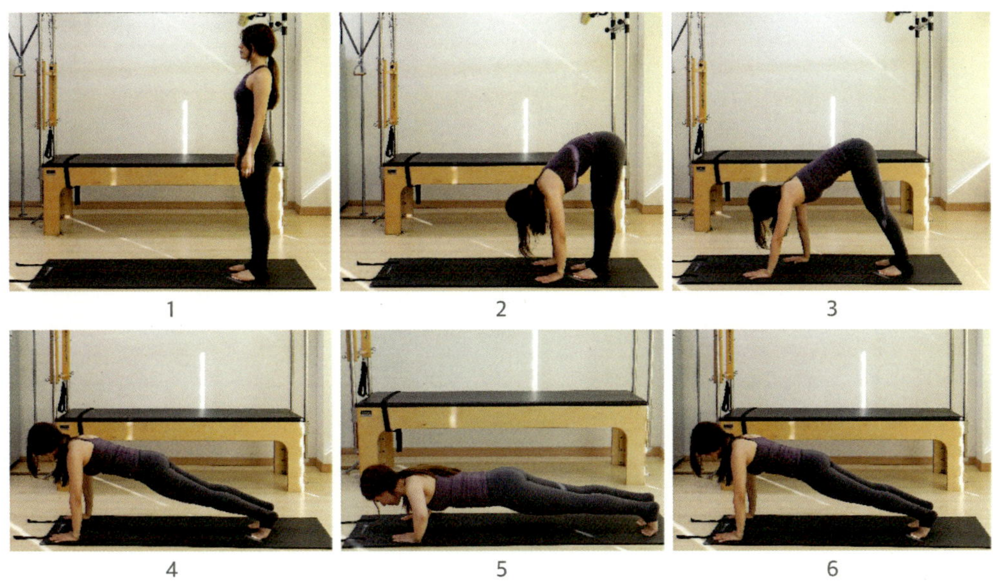

[동작 순서]

① 바르게 선다.

② 척추를 굴곡해서 내려간 뒤 두 손을 바닥에 댄다.

③ 손으로 한걸음씩 걸어간다. 곰 걷기

④ 플랭크 자세에서 유지한다.

⑤ 팔꿈치를 접어 내려간다. 푸시업

⑥ 플랭크 자세로 돌아온다.

다시 곰처럼 손으로 한 걸음씩 돌아와 롤업해서 돌아간다.

[부수적 효과]

① 바스트 업

② 견갑골 안정근을 강화한다.

③ 코어 강화

[주의 사항]

① 엉덩이가 올라가거나 내려가지 않는다.

② 플랭크를 할 때는 몸통을 일직선으로 유지한다.

③ 곰 걷기 시에 허리나 햄스트링을 충분히 스트레칭한다.

[응용 동작]

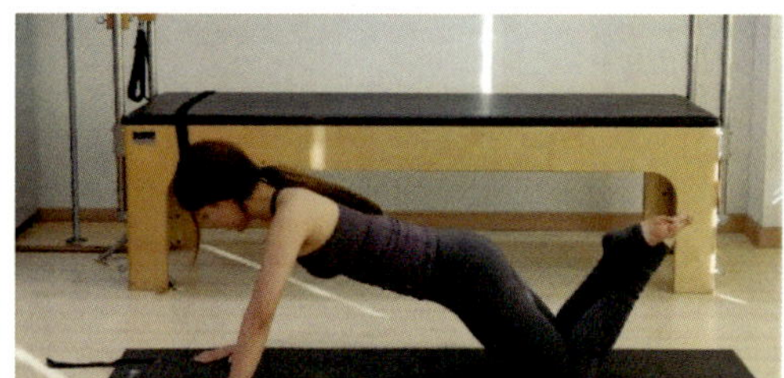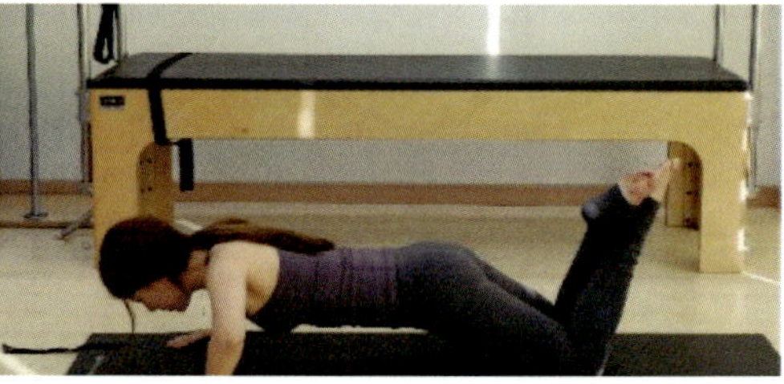

초보자는 무릎을 대고 한다.

3) 사이드 플랭크 삼두근

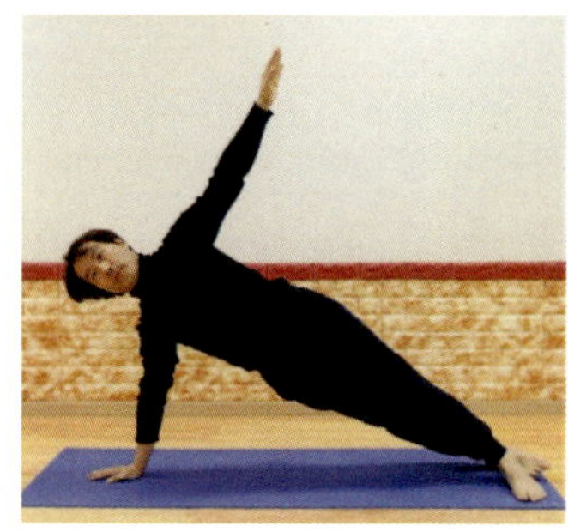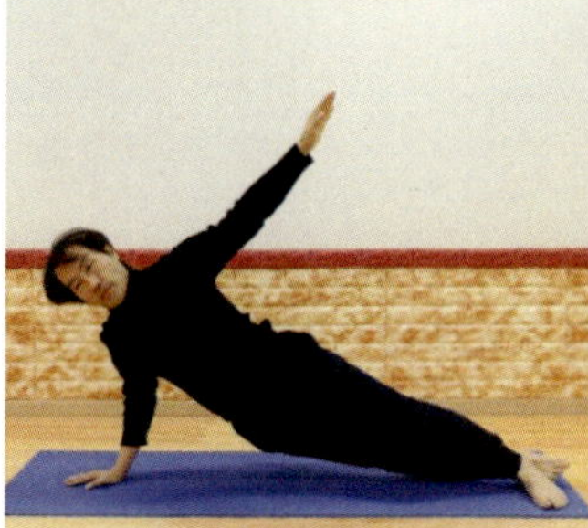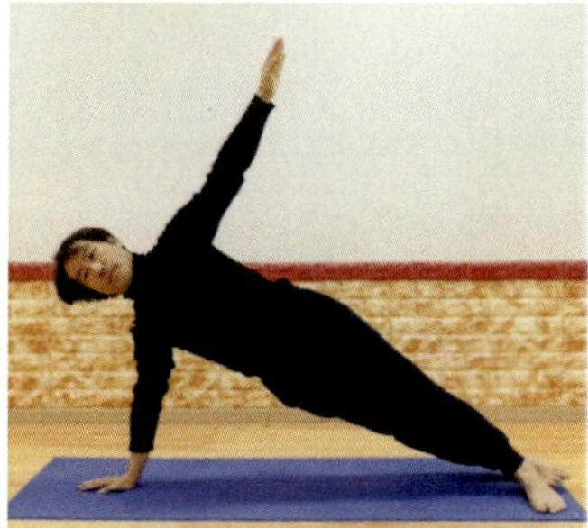

사이드 플랭크에서 팔을 구부리고 편다.

08. 뒤태

척추 기립근

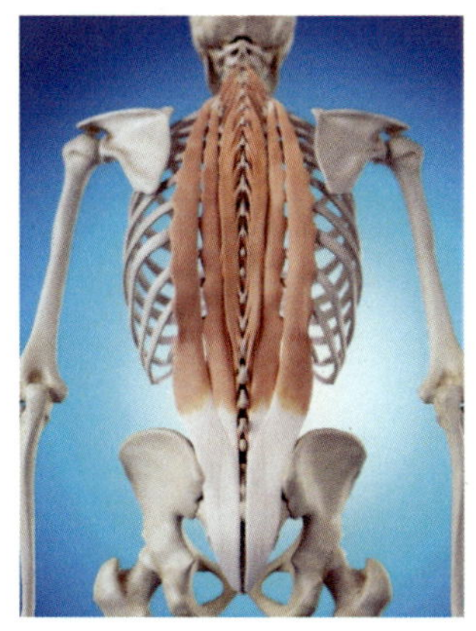

1) 스위밍

팔다리를 들어올린 상태에서 팔과 다리를 서로 엇갈아 흔든다.

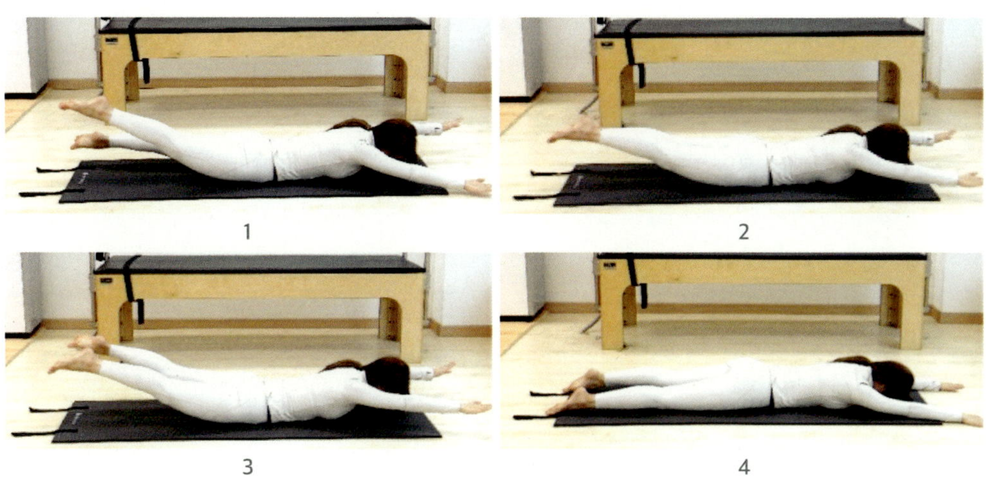

2) 손 안 대고 스완

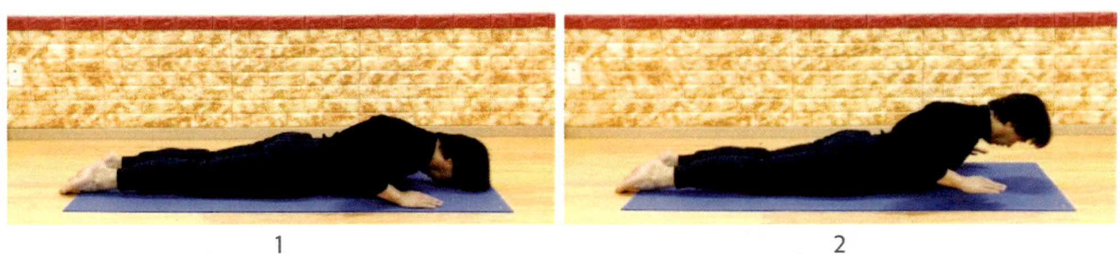

1   2

매트에서 손을 뗀다. 척추를 길게 유지하면서, 오직 척추의 힘(척추기립근)만으로 일어나고 돌아오기를 반복.

3) 브레스트스트로크

이것은 수영의 개구리 헤엄과 비슷한 동작이다. 브레스트스트로크가 개구리 헤엄이다. 팔을 구부렸다가 앞으로 쭉 펴고 옆으로 돌리면서, 상체를 일으킨다. 상체를 일으키는 힘이 척추기립근이다. 이 운동에 의해 뒷모습이 아름다워진다. 팔을 옆으로 물살을 가르듯이 벌리면서. 상체를 일으키고 다시 원위치로 돌아오고 반복한다.

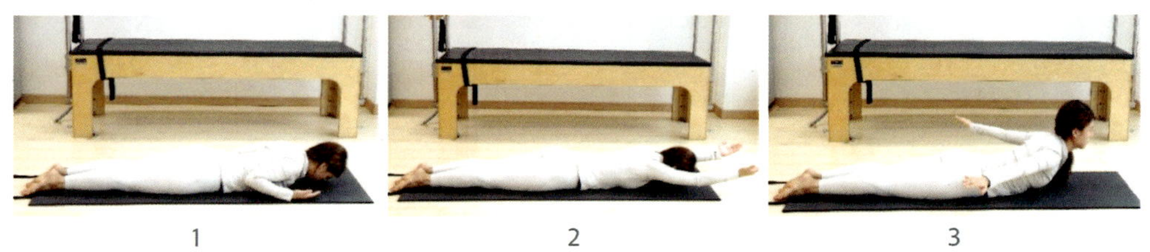

1   2   3

4) 역플랭크 다리 들기

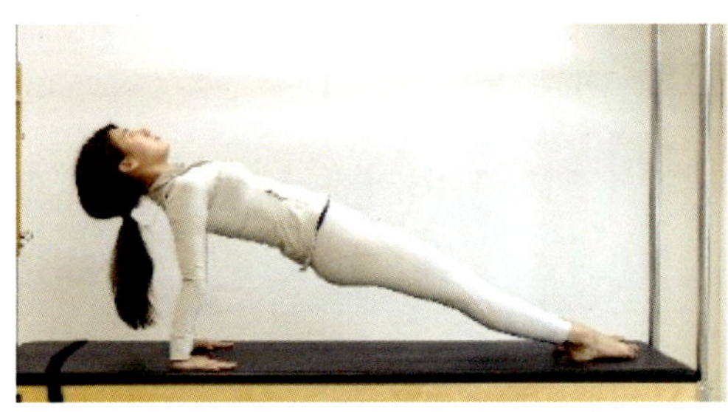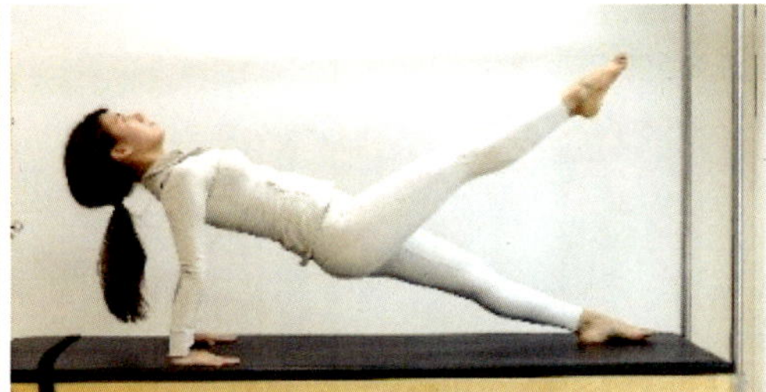

역플랭크에서 다리를 든다. 역플랭크를 한 다리로 유지하기 위해 척추기립근 등의 등근육
이 작동하게 된다. 등근육을 강화시키는 것이므로, 다리를 들고 오래 버티는 것도 더 좋다.
다른 다리도 한다.

5) 락킹

먼저 두 다리를 손으로 잡고, 하체만 들었다 놓았다를 반복.
다음은 상체를 올렸다 내렸다를 반복.
세 번째는 상, 하체를 동시에 들었다 놓았다 반복.

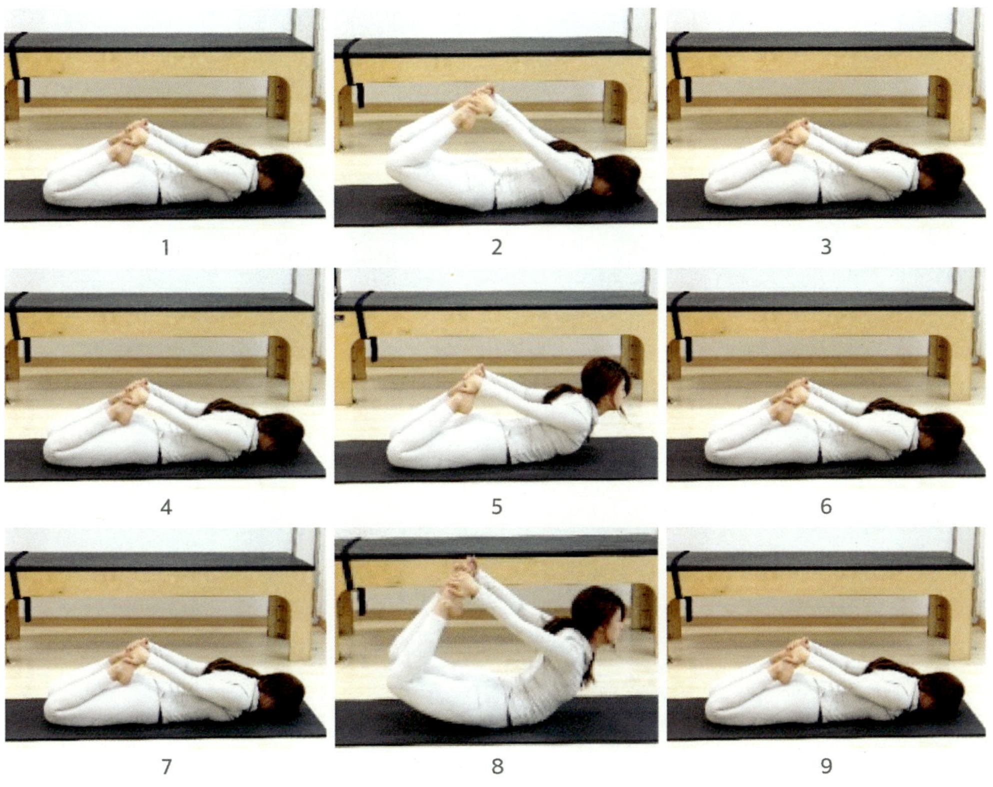

6) 척추신전운동

손등을 이마에 대고 상체를 올렸다 내렸다 한다.

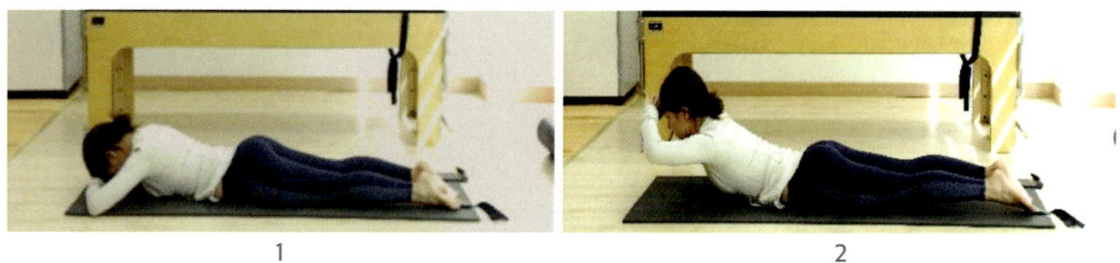

7) 하이브리지

몸통을 하늘로 올렸다 내렸다를 반복.

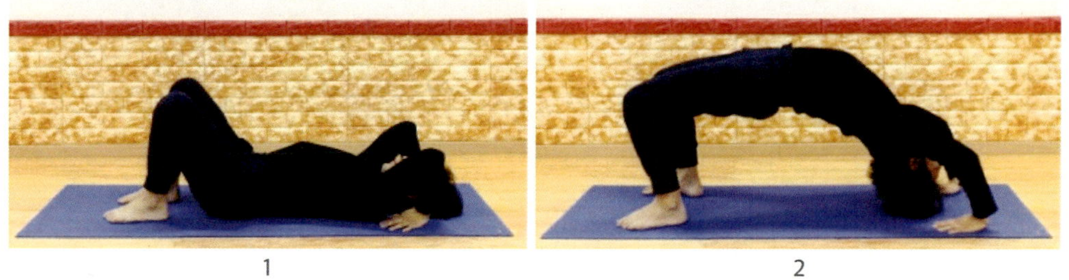

광배근

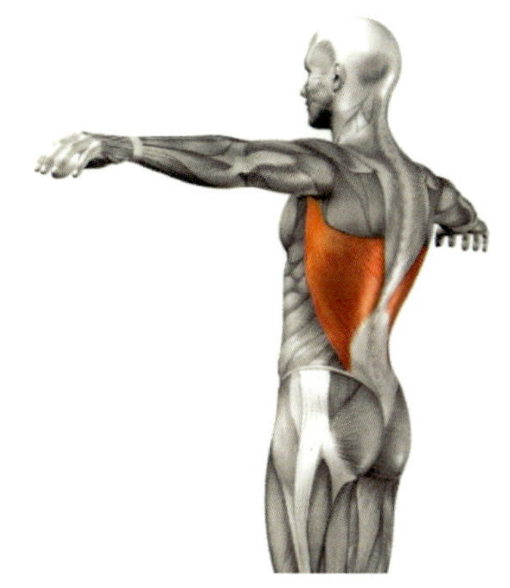

1) 어깨 관절 신전

선 상태에서 상체를 지면과 수직으로 엎드리고, 팔을 편 상태에서 뒤로 신전한다.

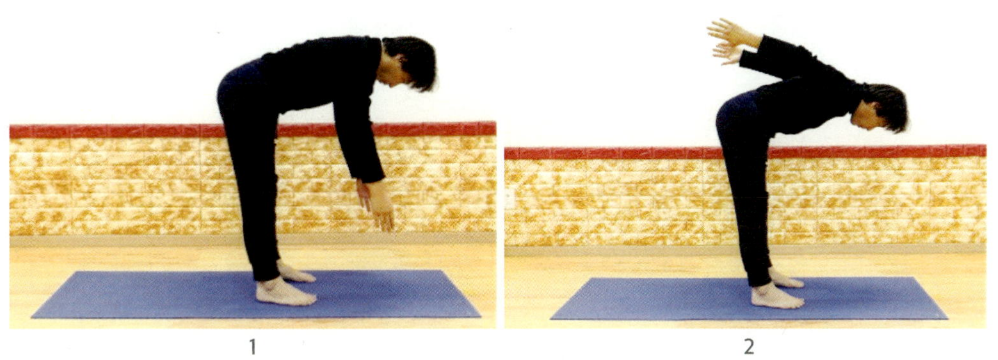

1   2

09. 각선미

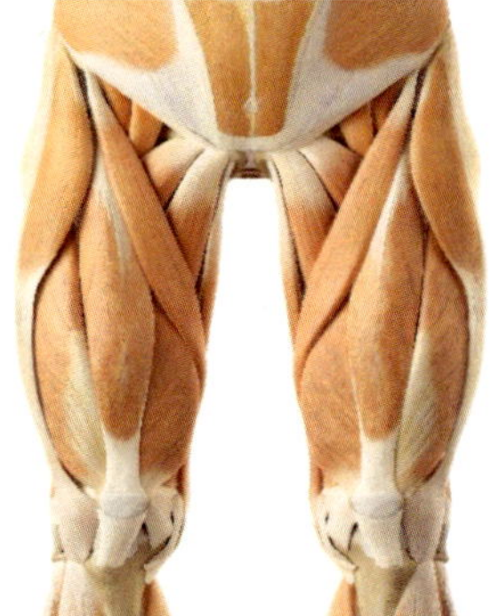

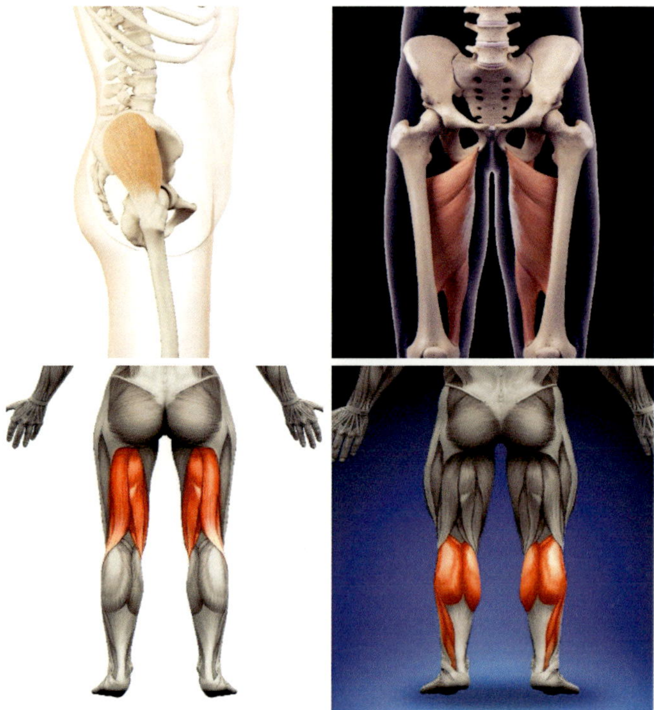

1) 싱글 레그 서클

- 누운 상태에서 다리 하나를 직각으로 세우고, 옆으로 벌리고, 크게 시계방향으로 돌린다.
  반복.
- 시계반대방향으로 돌린다. 반복.
- 반대 다리를 시계 방향으로 돌린다. 반복.
- 반대 다리를 시계 반대 방향으로 돌린다. 반복.

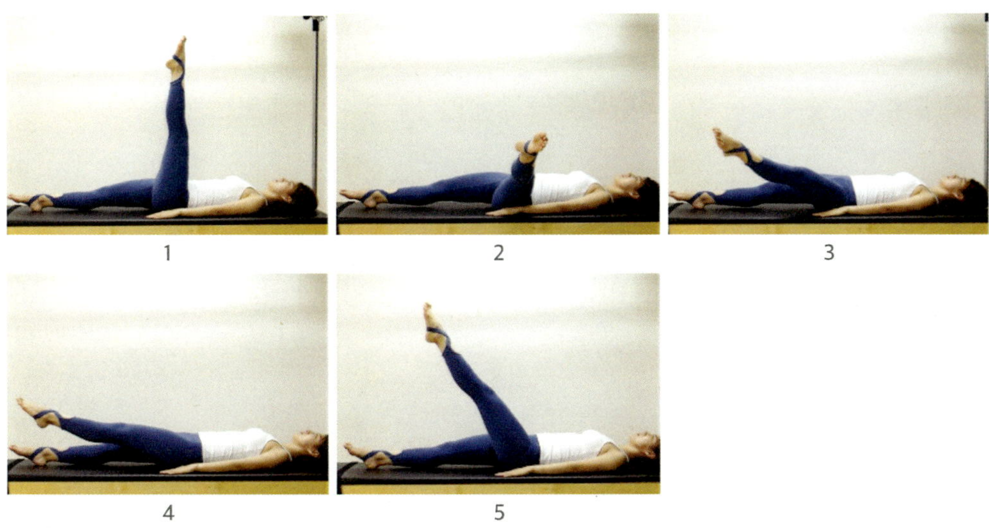

2) 사이드라잉 다리 돌리기

사이드라잉에서 다리를 앞으로 보내고 위로 보내고, 뒤로 보내고 크게 돌려서 원위치.
반대로도 돌린다.

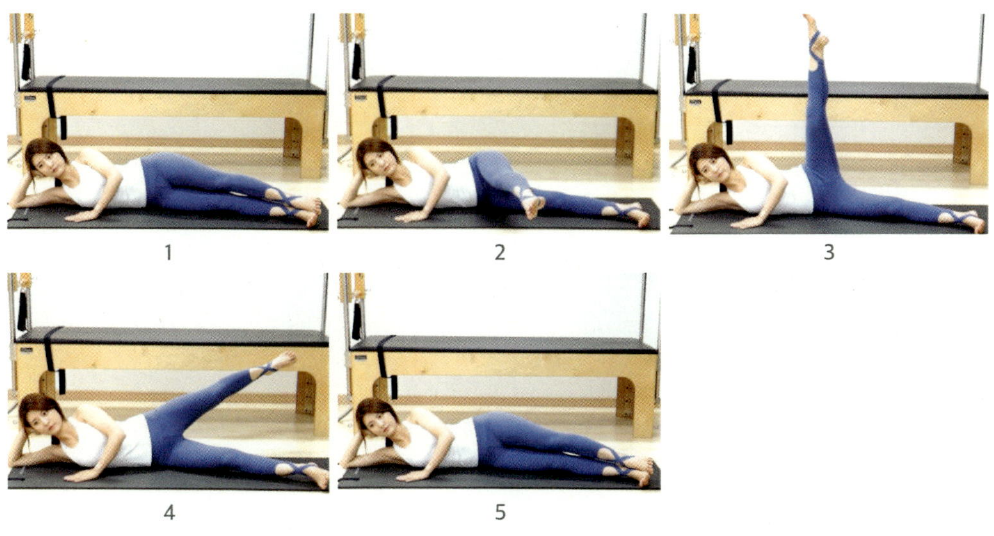

3) 싸이 스트레치

무릎 자세에서 뒤로 몸을 기울인다. 허벅지 앞이 당기게 된다. 다시 원위치. 반복.

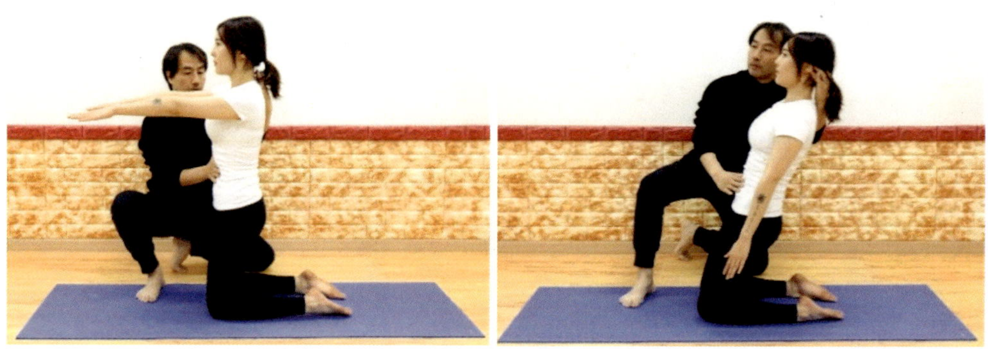

4) 뒤집어지기

먼저 다리를 머리 뒤로 보내고, 그렇다고 너무 과도하게 넘어가서 경추를 압박하지 않도록,
다리는 지면과 평행. 손으로 허리를 받친다. 이 자세를 취한 후에 다음의 바이시클을 한다.

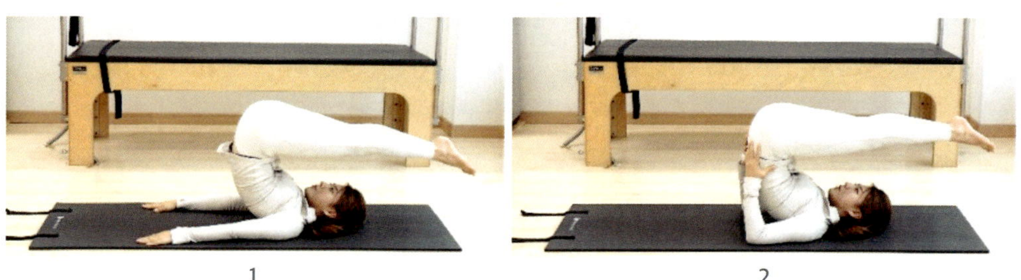

5) 바이시클

다리를 대각선으로 보내면서 자전거 타기를 하듯이 다리를 돌린다.

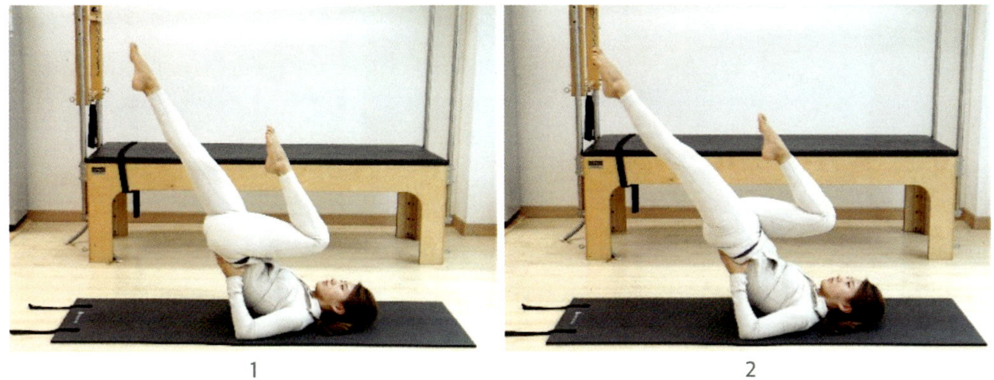

1   2

6) 시저

다리를 뻗은 상태를 유지하면서 앞뒤로 교차한다. 사진은 왼다리가 머리 쪽으로 온 것이다. 다음엔 오른다리가 머리 쪽으로 오도록 한다.

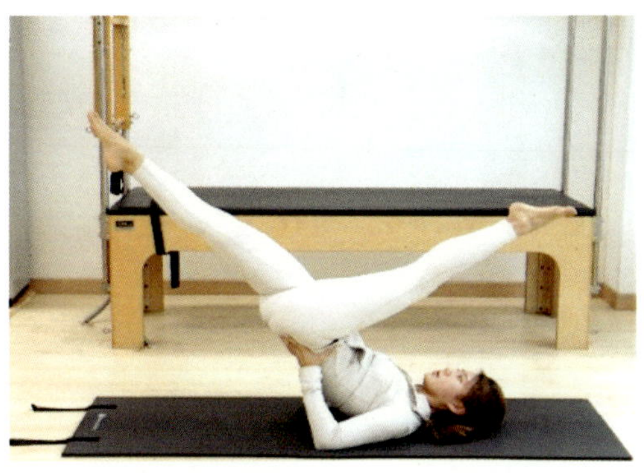

7) 사이드라잉 레그 리프트

중둔근 사이드라잉 다리 들기.

다리를 들었다 놓았다를 반복.

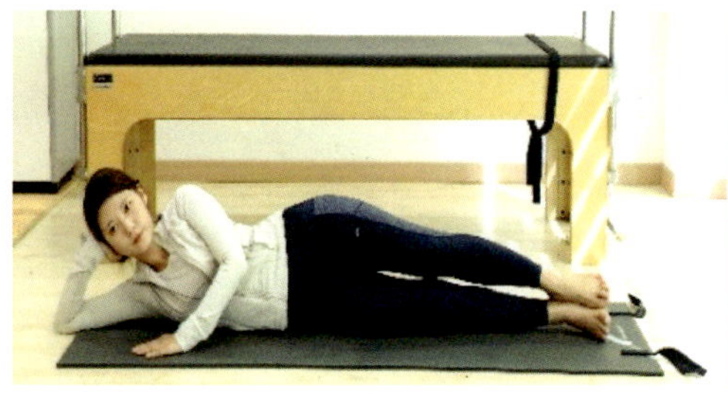

1

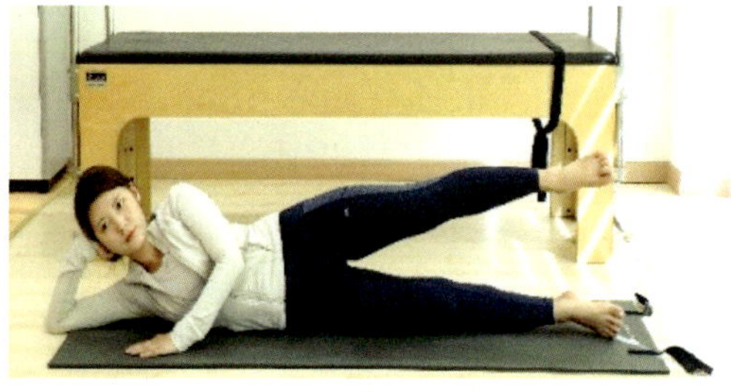

2

이번에는 고관절을 약간 외회전해서 다리를 높이 들었다가 내리기를 반복.

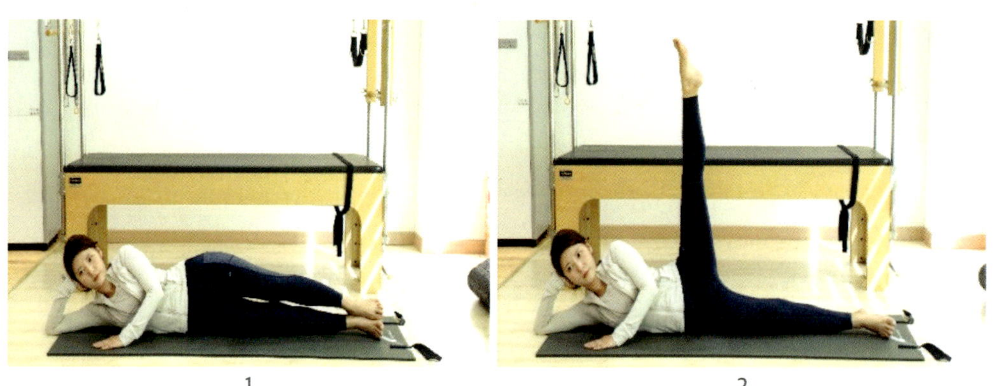

1

2

8) 파세

윗발을 아래 다리 안쪽을 따라 끌어와서 하늘로 뻗는다. 발은 포인으로 뻗는다. 발목을 구부리고, 다리 뒷면을 쭉 늘이면서 원위치로 돌아온다. 반복.

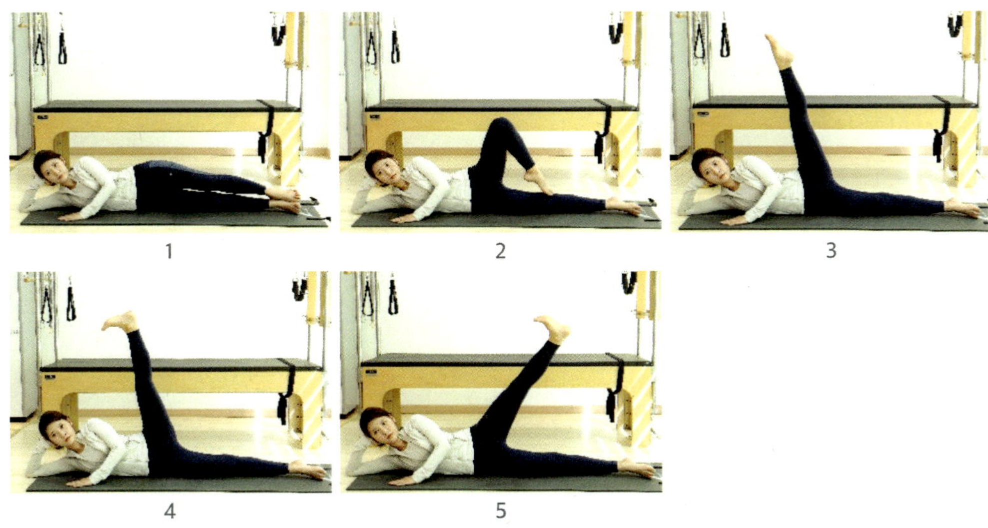

9) 닐링 중둔근

무릎자세에서 옆으로 기울인 다음에 한 다리를 들었다 놓았다 한다.

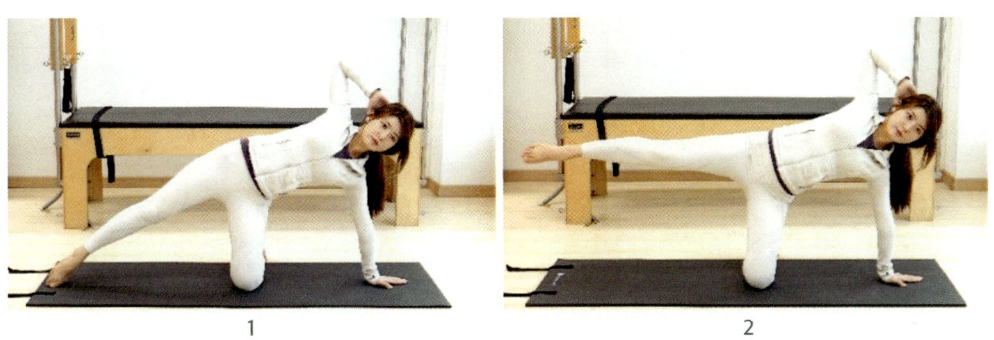

10) 사이드 플랭크

1번 자세에서 2번 자세를 취한다.

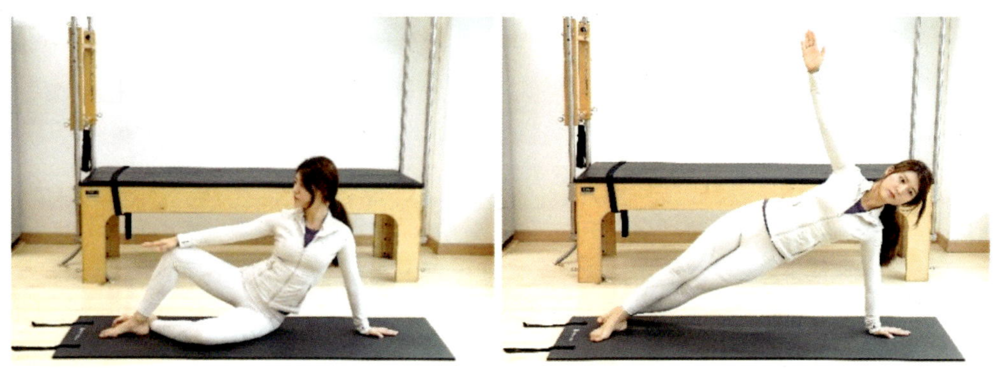

사이드 플랭크에서 팔이 다리 쪽으로 내려가면서 살짝 앉았다가 다시 사이드 플랭크가 되면서 팔을 머리 위로 뻗는다. 지탱하는 다리의 근육이 강화된다.

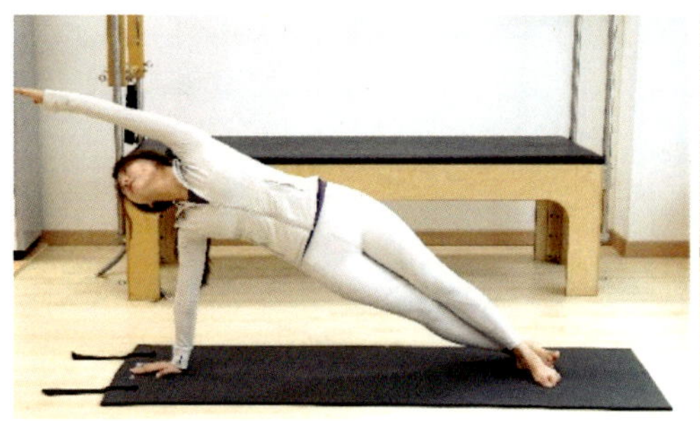 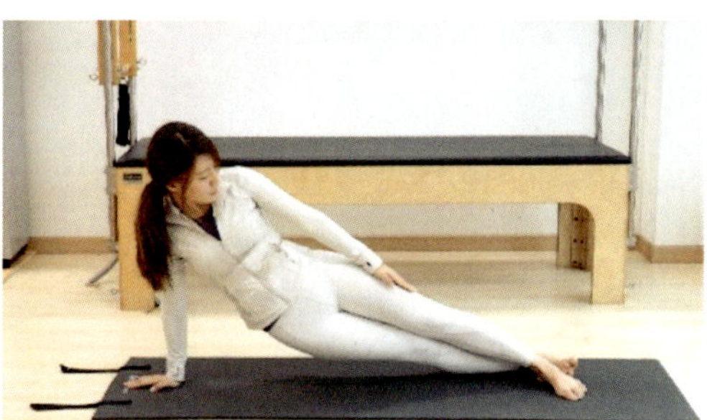

11) 스타

사이드 플랭크에서 윗다리를 들었다 놓았다를 한다.

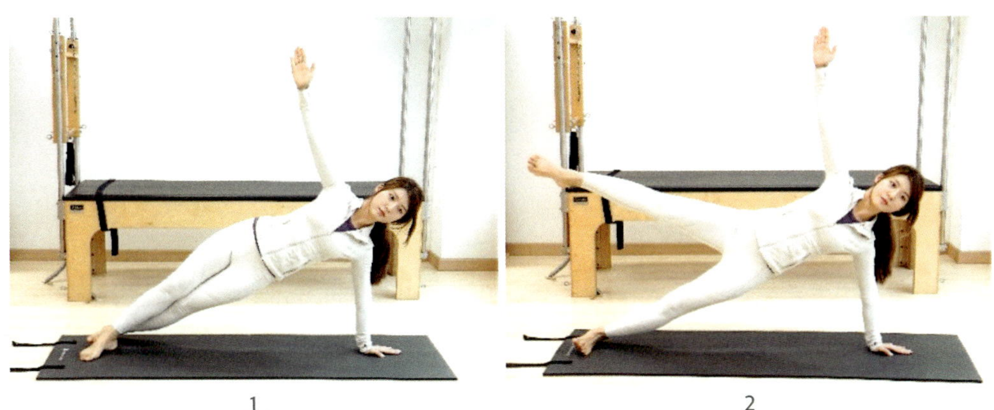

1   2

스타에서 다리 앞뒤로.

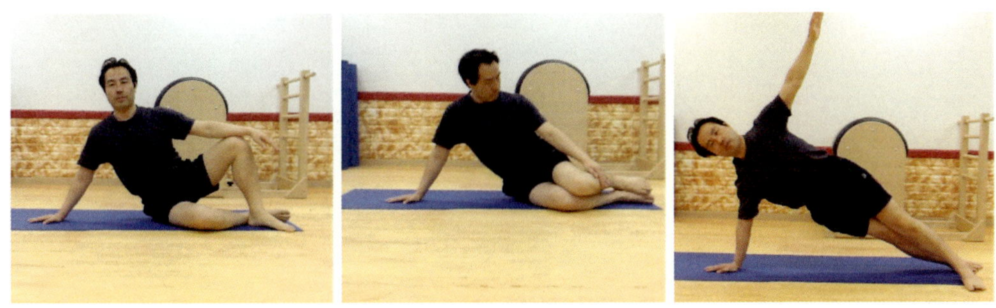

위의 사진처럼 시작자세를 취한다. 왼쪽을 취해도 되고, 가운데를 취해도 된다. 그다음에
일어나서 왼쪽 사진처럼 사이드플랭크가 된다.

다음과 같이 다리를 들었다 놓았다를 반복한다.

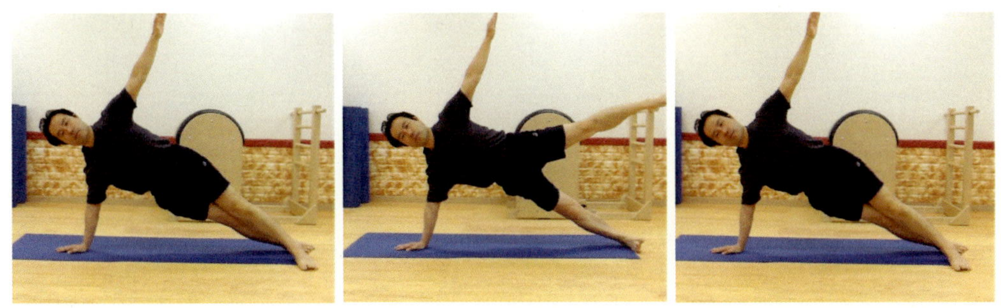

다음은 든 팔과 다리를 앞으로 갔다가 돌아온다를 반복한다.

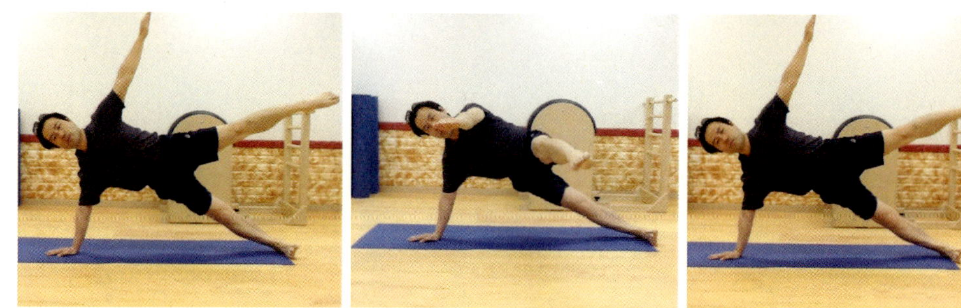

다음은 팔은 앞으로 보내고 다리는 뒤로 보냈다가 돌아오는 것을 반복.

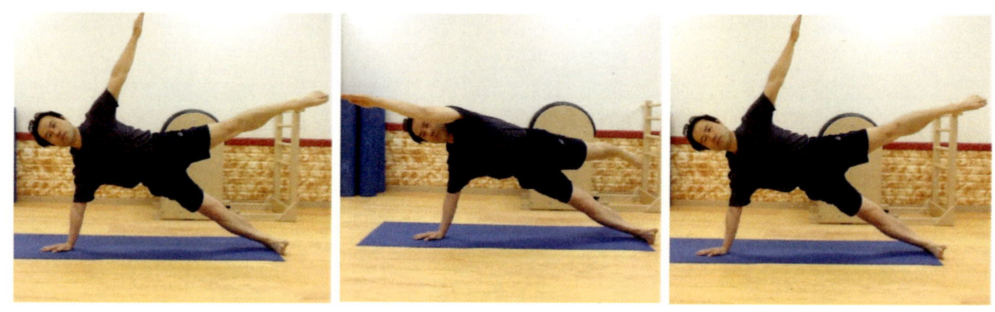

10. 얼굴/목/어깨

1) 턱을 두 주먹으로 받히고 턱 밀어 내리기

이것은 턱이 중력에 의해서 처지는 것을 방지한다. 두 주먹을 턱 밑에 대고, 주먹으로 턱을 위로 올리면서, 그 힘이 저항하여 턱을 내린다. 턱의 근육이 강화되면서, 안면 리프팅 효과가 나타난다.

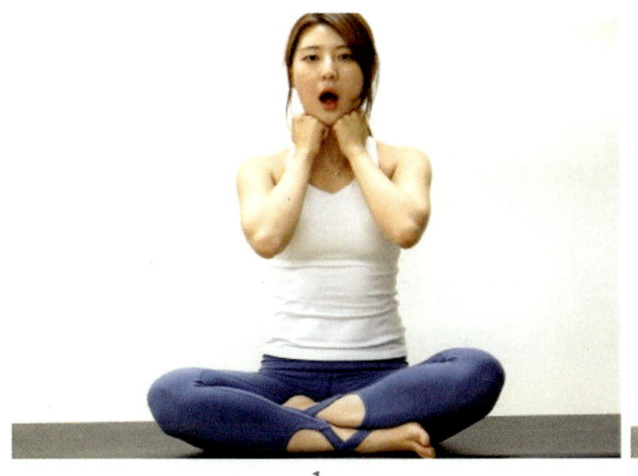

1

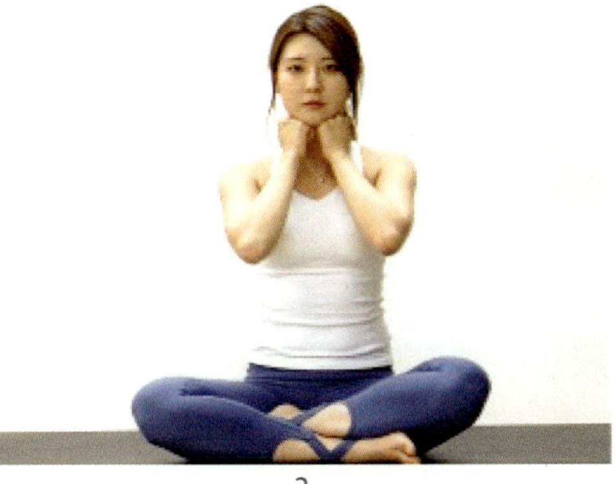

2

2) 레더바렐 뒤로 눕기

필라테스 레더바렐이나 집의 쇼파나, 베개를 높게 하고 뒤로 눕는다. 이 상태로 있을 수 있는 시간만큼 있는다. 안면을 올려주는 효과가 있다.

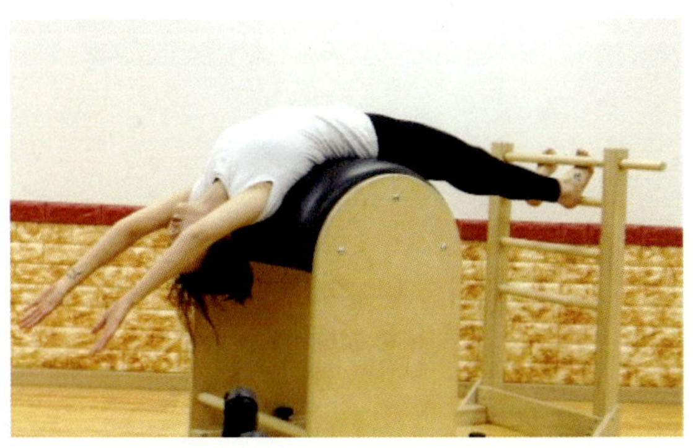

3) 목 운동

먼저 상체와 목의 정렬을 유지하고, 목을 길게 늘린다. 그리고 그 늘림을 유지한 상태로, 먼저 앞으로 구부리고 왼쪽으로 돌린다. 마치 머리에 시계가 있다고 생각하고, 각각의 시간을 정확히 찍고 돌린다. 원위치로 돌아오고 반대를 행한다.

- 뒷목을 짧게 만들지 말라
- 어느 방향으로도 과도하거나 과소하게 돌리지 마라

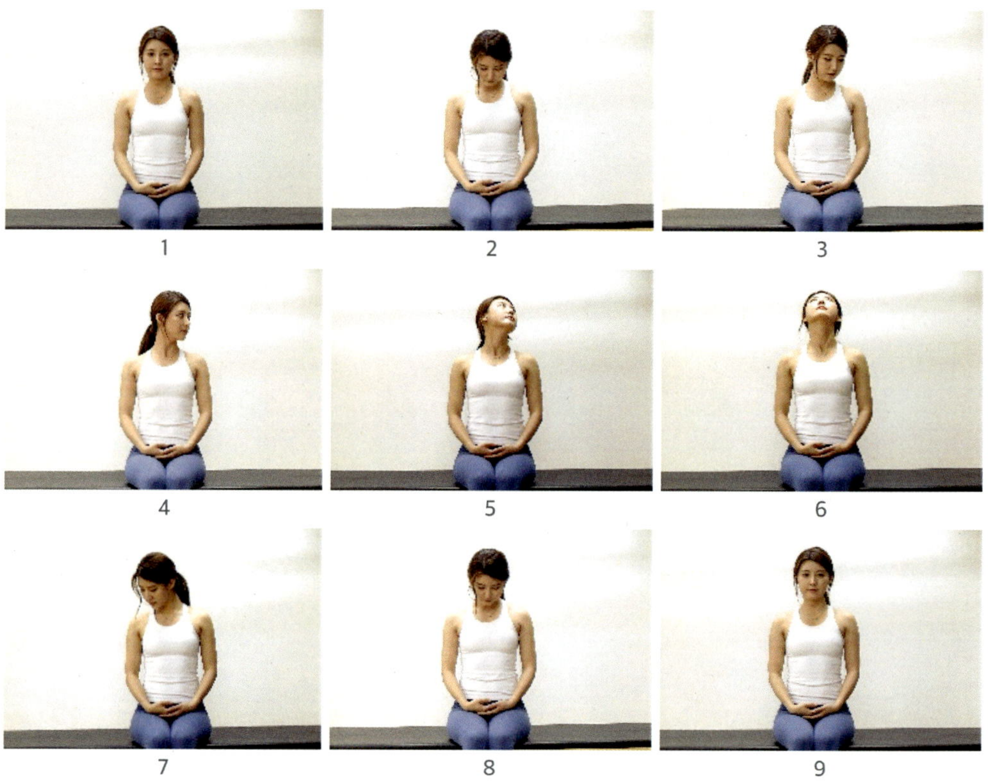

견갑골 근육

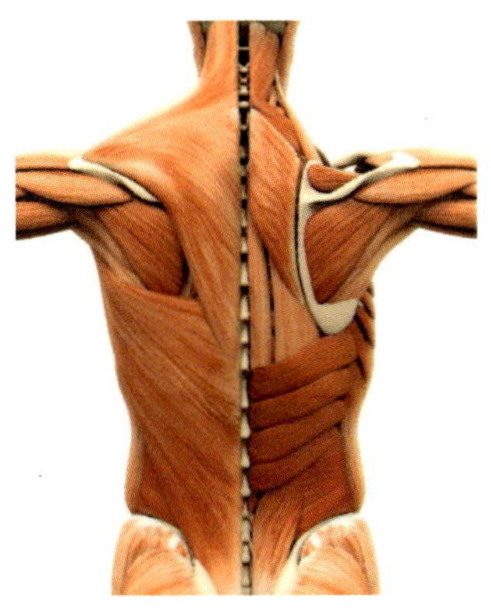

1) 견갑골 운동

① 전인후인

몸통은 움직이지 말고, 견갑골만 앞으로 이동, 뒤로 이동을 반복.

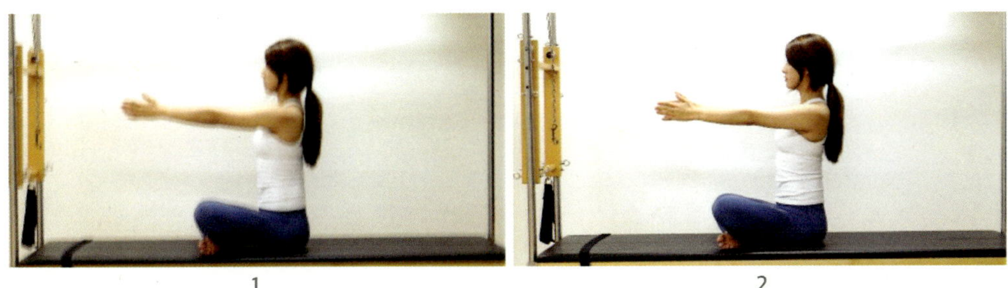

② 외회전 내회전

견갑골의 밑을 밖으로 회전해서 하트 모양을 만들고, 다시 안으로 회전해서 모으고를 반복.

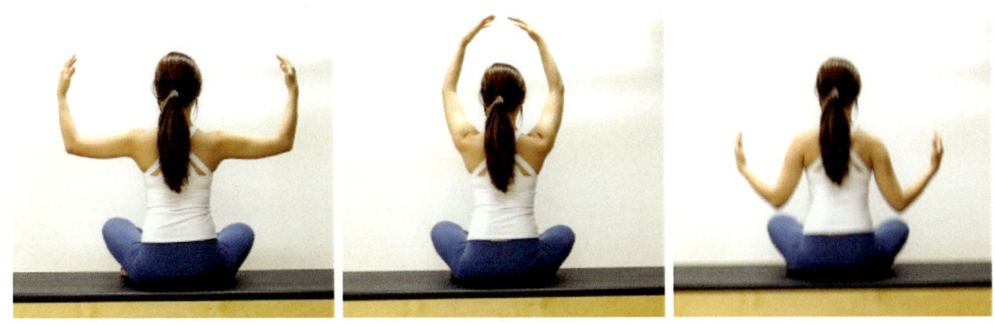

③ 견갑골 상승 하강

견갑골을 상승하고 하강

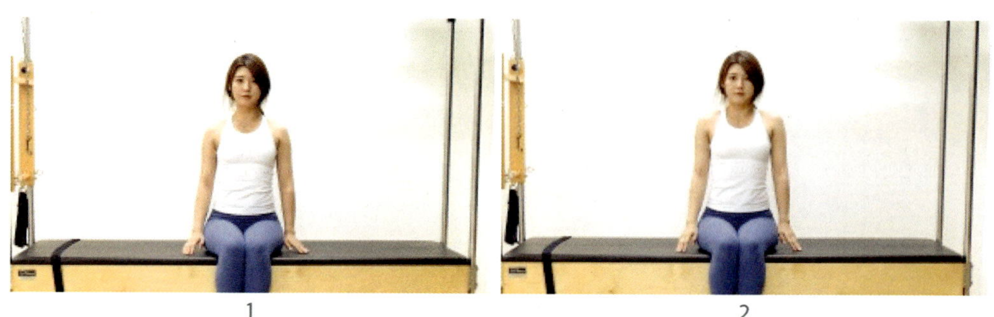

필자는 이 책에서 미국 정통 필라테스의 거의 모든 매트 동작을 수록하였다. 여기에 나와있지 않은 필라테스 매트 동작도 사실은 여기 나온 동작의 변형동작이다. 그러므로 이 책에 나온 동작들을 충분히 연습하면 필라테스 매트 동작의 전 면모를 알 수 있게 된다. 또한 가정에서도 체형교정과 다이어트를 위해 충분한 운동이 될 것이다. 여러분의 지속적인 연습을 당부한다.